認知症の家族を支える

ケアと薬の「最適化」が症状を改善する

高瀬義昌
Takase Yoshimasa

a pilot of wisdom

目　次

まえがき ―― 9

第1章　認知症は誤解されている ―― 13

まずは誤解を解くことから
誤解1　自分だけは認知症にならない
誤解2　認知症は、ワケがわからなくなる病気である
誤解3　認知症は治せない
誤解4　認知症は100%予防できる
誤解5　認知症に効く薬はない
誤解6　在宅で認知症の治療はできない

第2章　認知症はもう他人事ではない

確実に増え続ける認知症患者
認知症は病名ではなく症状
認知症の原因となる疾患は70以上もある
認知症の主な原因疾患
脳の退行変性疾患／脳血管疾患／内科的疾患（内分泌／代謝性中毒性疾患）／感染性疾患／腫瘍性疾患／外傷性疾患／その他の疾患
認知症は「治せるもの」と「治せないもの」がある
認知症の的確な診断はむずかしい
認知症はどのように告知すればよいか
老化によるもの忘れと、認知症によるもの忘れは違う
認知症の早期発見には家族の協力が必要
認知症の前段階といわれる「軽度認知障害」
「認知症かもしれない」と気づいたら

認知症によく見られる症状――「中核症状」
記憶するが、思いだせないだけ？
中核症状は元に戻らない
認知症によく見られる症状――「周辺症状（BPSD）」
ケアと薬の「最適化」で周辺症状が消える場合もある

第3章　不適切な薬物療法が認知症をつくりだす――81

薬による治療に入る前に
認知症の完治につながる特効薬はない
認知症の中核症状を改善する薬
認知症の周辺症状を改善する向精神薬
薬物療法の不適切な問題――多量の薬を飲み続ける「多剤併用」
多剤併用の何が問題か
多剤併用はなぜ起こるのか

多剤併用にいたった医師の事情
「6種類以上」が多剤併用の目安
多剤併用を中止したら症状が改善した
薬数を削減するにはパターンがある
不適切な薬物治療が病気をつくりだす
年間1兆円の「残薬」が捨てられている
〝指揮者のいないオーケストラ〟の現状
薬の量が多いと感じたら
最適な服薬管理にはチームの力が必要
最適な服薬管理のために患者ができること
知っておきたい最適な服薬管理の知識
薬を飲むタイミング／薬によって飲むタイミングが決められている理由／薬を飲み忘れてしまったときの対応／薬の正しい保管の仕方／飲み忘れをしないための対策／副作用が出にくい薬の飲み方／災害緊急時の服薬管理／高齢者における不適切な薬剤処方の基準

第4章　家族は在宅医療にどう向きあえばいいのか

国が進める在宅医療への流れ
在宅医療はむずかしいという意識
地域にとろけるような医療を目指す
在宅医療の3つの視点
私にとってのプロフェッション
「終末期」から「人生の最終段階」へ
2人に1人が自宅での看取りを望んでいる
在宅でどう看取るか
家族に対する看取りの指導が必要
在宅医療にも限界がある
一人暮らしで認知症になったら
一人暮らしの患者さんを孤立させないために
本人が元気なうちにできること

在宅医療専門医の養成が急務
患者さんの本当の情報を聞きだす
在宅医療空間の「見える化」
希望をもつことがすべてを救う
認知障害の改善や予防に効果があること
希望の名の下に好循環をつくる
アウトローからメインストリームへ

あとがき ―― 200

〈巻末データ〉認知症、困ったときの相談・支援窓口 ―― 204

図版作製／クリエイティブメッセンジャー
取材・構成／コーネル

まえがき

2016（平成28）年3月2日、新聞各紙は、ある列車事故をめぐって注目を集めていた最高裁判所の判決結果を大きく報じました。

「徘徊《はいかい》事故　家族に責任なし　認知症　JR賠償請求に最高裁判決　監督義務『総合的に判断』」（「朝日新聞」朝刊）

この事故とは、2007（平成19）年に愛知県大府《おおぶ》市で、当時91歳、要介護4の認知症の男性が線路内に立ち入り、列車にはねられて死亡したというものでした。

JR東海は、死亡した男性の家族に対して、振替輸送の費用など約720万円の損害賠償を求める訴訟を起こしていましたが、最高裁第三小法廷は一審・二審の判決を破棄し、家族には賠償責任はないとしてJR東海の請求を退ける判決を言い渡したのです。

男性の妻がほんの数分まどろんだ隙《すき》に家を出て、外出（いわゆる徘徊）した末に起きた事故に対して、家族は監督義務を怠ったといえるのか、介護に過失があったとして家族の責任を問えるのか——。

判決は、「家族だから」という理由だけでは賠償責任を負わないと判断したものでした。この男性のご家族にとっては救いとなる、認知症介護の実態に即した納得できる判決と私は考えています。

しかしながら今後、監督責任を総合的に判断した結果次第で、家族に賠償責任が認められることもありうる余地を残したものとなり、認知症の患者さんを抱えるご家族や、認知症の介護に関わる人々の不安が払拭《ふっしょく》されたわけではありません。認知症の在宅医療に二の足を踏む人が増えてしまうのではないかといった懸念は、まったくないとはいえません。

日本はますます高齢化が進み、今後10年以内に65歳以上の高齢者の約5人に1人が認知症になると予測されています。認知症はもう他人事《ひとごと》ではなく、誰もが認知症になりうるし、誰もが認知症の家族を抱えうる——今回のようなケースは「明日はわが身」で、まさに「認知症浸透社会」が到来したといえるでしょう。

認知症の問題はすでに、本人とそのご家族だけではどうにもできない深刻なレベルにまで来ていることを、私たちは強く認識しなければいけません。

私は、2004(平成16)年に在宅医療を中心とした「たかせクリニック」を立ちあげ、東京都大田区を中心に、現在は約350人の認知症の患者さんを診ています。

在宅の現場は、いわば認知症治療の最前線です。だからこそ、さまざまな「課題」も、さまざまな「成果」も、日々肌で感じ取ることができます。

課題の一つに、「薬物療法」があります。1人の患者さんに対して驚くべき量の薬が処方され、医師の言うがままに日々飲み続けている「多剤併用」と、処方された薬が飲みきれずに残ってしまい、大量に捨てられている「残薬」は、早急に解決されなければいけない問題です。

もう一つは、今後避けては通れない認知症の「在宅医療」のあり方です。国民医療費を削減したい国の方針などもあって、大きな病院での入院治療は急性や重症の患者さんに限られ、認知症の患者さんは自宅(や施設)で診るというケースが増えていくでしょう。

そのときは、患者さんやそのご家族を家に閉じこめてしまうのではなく、医師や看護師、薬剤師、ケアマネジャーなど医療や介護を提供する側と、弁護士や税理士などの専門職が協働して、認知症の患者さんとそのご家族を地域全体で支えていかなければいけません。そのための仕組みづくりは間違いなく前進していますが、まだ十分といえません。

また、ご家族が認知症について正しく理解し、患者さんと日々向きあっていくための「マネジメント力」をどう身につけるかも、とても重要です。

こうしたさまざまな課題が少しずつでも解決されれば、在宅医療の成果は確実にあらわれてきます。その成果とは、「認知症の症状の改善」です。

今のところ、認知症を完全に治せる治療法も特効薬もありませんし、予防法も確立されているとはいえません。しかし、いわゆる徘徊がやみ、怒りっぽさが消えて穏やかな表情を取り戻した患者さんを、私は何人も見ています。

完治はしなくても、症状が劇的に改善する、症状の進行を遅らせる可能性があることは、患者さんにとってもそのご家族にとっても、大きな希望につながるのではないでしょうか。

本書が、そのための一助になることを強く願っています。

第1章　認知症は誤解されている

まずは誤解を解くことから

加齢とともに高まる認知症の発症（出現）率。特に高齢者にとっては、「明日はわが身」と不安視している方も多いでしょう。

ところが、認知症とはそもそも何なのかも知らず、断片的な情報によって知っているつもりが実はとんでもない誤解をしているケースが多々見受けられます。

そのような状態で将来、あなた自身が、あるいはご家族が認知症と診断されたときに、パニックに陥らず、落ち着いて適切な対応はできるでしょうか。「知らなかった」では済まされない問題が生じるかもしれません。

まずは、認知症に対するさまざまな誤解を解いたうえで、正確でより詳細な知識を得ていきましょう。

誤解1　自分だけは認知症にならない

「もし、私たち夫婦のどちらかが、将来、認知症になったらどうしよう」

突然、奥さんからこう言われ、返す言葉がすぐには見つからずに戸惑うご主人。

「そうなったら、そりゃ困るに決まってるよ。でもね、最近少しもの忘れをするようになったけど、お互いとても元気だし、親戚にも認知症の人は誰もいない。だから、我々に限って認知症になるなんてありえないよ。大丈夫、大丈夫！」

このような会話は、どこのご家庭からも聞こえてきそうです。

しかし、ご主人のこの発言は、ただ「そうなって欲しくない」と願望を語っているだけです。将来、絶対に認知症にはならないという科学的な根拠は、どこにも、どなたにもありません。

このまま高齢化が推移していけば、いわゆる団塊の世代が後期高齢者となる2025年には、認知症有病者の数は推計約700万人、高齢者の約5人に1人が認知症になるといわれています（厚生労働省『認知症施策推進総合戦略（新オレンジプラン）～認知症高齢者等にやさしい地域づくりに向けて～』2015年）。

2008（平成20）年の厚生労働省研究班の推計では、2025年の認知症有病者の数は約386万人でしたから、その差は314万人にもなり、これほどまでに急激に増えるとは、国も予想していませんでした（栗田主一ほか『平成19［2007］年厚生労働科学研究費補助金研究分担報告書』2008）。

この割合を、高いと見るか、低いと見るか。

こう考える人もいるでしょう。単純に、高齢者が5人集まったら、そのうちの誰か1人は認知症になる。でも、残り4人は認知症にはならない。なる確率よりならない確率のほうが高いから、自分はそこには含まれない、正確に言えば含まれて欲しくないというだけなのですが、勝手にそう決めこんでしまうわけです。その心情は十分に理解できます。

しかし、在宅医療の現場にいる私は、本人もご家族も認知症と診断されるまでどこか他人事で、危機感をまったく抱いていない人がほとんどだったと強く感じています。

いたずらに不安をあおるつもりはありません。どんなに覚悟していても、認知症と診断されたときのショックは相当に大きいものです。しかし、備えをしておけば、どう対応したらいいかの戸惑いは、わずかであっても軽減されるかもしれません。

ここで、「自分や家族が、認知症と診断される確率はゼロではない。5人のうちの1人に入るかもしれない」という認識に切り替えて、元気な今のうちに、認知症についての正しい知識を得ておくことは、人生後半戦の「宿題」ともいえるでしょう。

誤解2　認知症は、ワケがわからなくなる病気である

この言い方には、二つの誤解があります。

一つは、認知症は「病名」ではなく「症状」だということです。

認知症とは、アルツハイマー病や脳血管障害、レビー小体型、前頭側頭葉変性症（ピック病ほか）といった原因となる疾患（病気）があり、それによって言葉を自由に操る・計算する・自分のいる状況を正しく把握するなどの認知機能が低下・喪失し、生活力が失われた状態が長く続いている「症状」のことをいいます。

もう一つの「ワケがわからなくなる」という点は、ある意味では正解かもしれませんが、ある意味では誤解です。

認知症は、以前は「痴呆症《ちほうしょう》」と呼ばれていました。「呆《ぼ》け」「耄碌《もうろく》」「恍惚《こうこつ》の人」「老いぼれ」といった言葉も、昔はよく聞かれました。

しかし、「痴呆症」という言い方には差別的なニュアンスがあり、認知症の人の「尊厳

の保持」の姿勢と相容《あいい》れないからと廃止されました。

また、認知症の人が、いわゆる徘徊したり、失禁したり、大声を出したり、暴力をふるうという情報はよく耳に入ってくるので、「自分自身や家族のことが正しく理解できず、ワケがわからなくなる」、「日常生活での食事や入浴、着替えなど簡単なことも1人でできなくなる」、「症状は悪くなるばかりで、かかってしまったら終わり。仕方がないと諦《あきら》めなければいけない」といった絶望的なイメージをもたれがちです。

しかし、これら「周辺症状（BPSD：行動・心理症状）」と呼ばれる症状（74ページで詳述します）は常に変動し、24時間ずっと続いているわけではありません。

認知症になっても、住み慣れた自宅で、ご家族と一緒に穏やかに暮らし続けている方が大勢いらっしゃいます。

発見が早ければ早いほど打つ手もあります。こうした言動を引き起こさないように適切なケア、適切な薬物の使用を行い、患者さんの尊厳を守りながら、QOL（Quality of Life：生活の質）、そしてQOD（Quality of Death：死の質）をどのようにして向上させていくかが、周りの人たちに求められています。

誤解3　認知症は治せない

「認知症は治せない（治らない）」という言い方は、ある意味では正解です。

アルツハイマー型認知症やレビー小体型認知症のように、脳の神経細胞がゆっくり変性・死滅していく退行変性疾患が原因の場合、発症する前の「0（ゼロ）」の段階、100％元気な状態にまで戻すことが「完治」というならば、完治はしません。

しかしながら、例えば、0から6や7の段階まで進行した症状をそのままキープしたり、8や9の段階にまで進行するのを遅らせたり、4や5の段階にまで改善したりできる可能性はあります。

また、退行変性疾患が原因以外の認知症は、「治せる」可能性があります。

「慢性硬膜下血腫《けつしゆ》」、「脳腫瘍《しゆよう》」、「特発性正常圧水頭症」が原因の認知症は、いずれも正常な脳が圧迫されて発症するものですから、外科手術で脳の圧迫が解消できれば、症状が改善する場合があります。「甲状腺《こうじようせん》機能低下症」、「ビタミン欠乏症」、「アルコール（性）脳症」による認知症も、症状の改善は期待できます。

その意味で、「すべての認知症は治せない」とするのは誤解です。「認知症は、かかってしまったら終わり」といった絶望的なイメージは払拭したほうがいいでしょう。

誤解4 認知症は100%予防できる

摂取するとよい、あるいは摂取してはいけない食べものや栄養成分、新薬、運動・睡眠・余暇活動・脳トレといった生活スタイルなど、さまざまな分野で認知症予防の研究が進められています。

今のところ、決め手となる予防法は確立されているわけではないので、「こうすれば100%予防できる」という言い方は誤解を招きます。

ただ、信頼できる公的な機関や大学などで、「認知症発症のリスクを下げる可能性がある」として公表された方法はいくつもあります。運動や睡眠、食生活の改善、できるだけ人と交わる・仲間と競うといった生活スタイルの改善などがそれにあたります。

予防にどれだけ効果があるかという研究は、長い年月を経ないと結果が見えてきませんから、「それまで待てない」、「何かいろいろ試してみたい」人は、それらにトライしてみるのは悪くないかもしれません。

私も、「運動は認知症の予防にいい」という意見に賛成ですので、在宅で患者さんを診ながら、その研究のエビデンス（科学的な根拠・証明）をつくるお手伝いをしています。

誤解5　認知症に効く薬はない

認知症と薬については、第3章で詳しくお話ししますが、認知症を完治させる、発症以前の健康な身体《からだ》に戻すための「特効薬」は、今のところはありません。その意味では、「認知症に効く薬はない」といえるかもしれません。

しかし、アルツハイマー型認知症の「中核症状」（69ページで詳述します）と呼ばれる症状に対する薬が国内で承認されていますし（85ページで詳述します）、認知症の「周辺症状」（のうちの「精神症状」）に対しては、「非定型抗精神病薬」と呼ばれる薬も実際に使われています。

いずれの薬も、認知症の症状や障害を改善（軽減）したり、その進行を抑えたりする（遅くする）ためのものです。あまり症状が改善しないからといって服薬をやめてしまうと、症状が急激に悪化してしまう場合があります。

それだけ、薬が効いているともいえますが、「一つの薬（成分）だけが認知症に効く」と言いきれるものではありません。

今、薬を使った治療で大きな問題となっているのは、病気ごとに処方された多量の薬を飲み続けることでかえって症状を悪化させる「多剤併用」と、処方された薬が飲みきれずに大量に捨てられている「残薬」です。

実際に、薬の量を減らしたことによって、認知症の症状が改善された例を、私は何人も見ていますし、残薬を減らす取り組みも、すでに始まっています。

誤解6　在宅で認知症の治療はできない

膨大な国民医療費を減らす施策として、厚生労働省は2015（平成27）年に、『認知症施策推進総合戦略（新オレンジプラン）～認知症高齢者等にやさしい地域づくりに向けて～』を発表しました。

そのなかの施策の一つが、認知症の患者さんが、もっともふさわしい場所で医療や介護が提供される循環型の仕組みを構築するというものです。入院している患者さんをできるだけ早く退院させて、地域の多職種（医師、看護師、薬剤師、ホームヘルパーなど）が協働した在宅での医療を促す内容です。

認知症の治療は、「薬が1・5割、ケアが8・5割」です。医師や看護師、薬剤師など医療を提供する側と、ご家族の「マネジメント力」とが一緒になった適切なケアによって、ご家族と一緒に、ご自宅でふつうに暮らし続けている方は大勢いらっしゃいます。

病院から自宅に戻ったことで表情に変化が見られ、症状がやわらいだ患者さんも珍しくはありません。

「家族に負担をかける」、「症状が急激に変わったときの対応が不安」といった、在宅医療をむずかしくする要因もたしかにありますが、決してできないことではありません。

いかがでしょうか。これまで誤解している部分があることに気づいていただけましたか。

このことを踏まえて、次章から、より詳しく話を進めていくことにしましょう。

第2章　認知症はもう他人事ではない

確実に増え続ける認知症患者

前述したように、2015（平成27）年1月、厚生労働省が発表した『認知症施策推進総合戦略（新オレンジプラン）～認知症高齢者等にやさしい地域づくりに向けて～』には、驚きの数字が掲載されていました。それは、認知症の人が将来どのくらいの数になるかを示した推計値でした。

厚生労働省研究班（代表者・朝田隆筑波大学教授〔当時〕）の調査発表によると、2012（平成24）年の日本の65歳以上の認知症有病者は推計約462万人でしたが、2025年には推計約700万人。高齢者が5人いれば、そのうちの誰か1人は認知症の患者になる計算で、このまま推移すれば、世界一速い高齢化の進行に伴って、さらにその数は増えていくと示されています。

厚生労働省は、2008（平成20）年の段階では、2025年の患者数は約386万人と、約700万人とは大幅に下回る推計をしていて、高齢化に伴う認知症患者の数がこれほど急激に増えると見立ててはいませんでした。

しかも、糖尿病がアルツハイマー型認知症の発症リスクを約2倍に上昇させるといわれていて（九州大学「久山町研究」）、糖尿病の患者さんが増えればさらに認知症の有病率も上昇することが予測されています。

そこに、認知症の予備群といわれる軽度認知障害（ＭＣＩ）の推計約４００万人を加えると、２０２５年には推計１０００万人を突破し、言い方に差し障りがあるかもしれませんが、「東京都民のほぼすべてに近い数の日本人が認知症」という事態が間違いなくやってきます。

認知症の在宅医療の現場にいる私にとって、１０００万人という数字は、「何とかなるだろう」と楽観できるレベルのものでは決してありません。悠長にかまえていられない数字です。

２０２５年といえば、第二次世界大戦後の第一次ベビーブームに生まれた、いわゆる「団塊の世代」が75歳以上の後期高齢者となる年になります。高齢者の約５人に１人という確率は、特にこの世代の一人ひとりにとって「自分だけは絶対に大丈夫」と安穏としてはいられない思いを駆り立てるものです。とうとう「認知症は他人事、認知症とは無関係」では済まされない社会を生きていかなければならなくなりました。

通称「新オレンジプラン」と呼ばれる国家戦略は、遅ればせながらも認知症の患者さんの増加に対して、もはや国としても対策に真剣に取り組まなければならない問題であることを示すかたちとなりました。

認知症は病名ではなく症状

まずは、「認知症とは何か？」から、おさらいしておきましょう。

そもそも認知症は、「病名」ではない、ということは先にも触れました。

認知症とは、さまざまな原因疾患によって、大脳が司《つかさど》っている認知機能が低下または喪失し、人の助けを借りないと生活できないレベルにまで生活力が失われてしまう状態が6カ月以上継続している状態を示す「症状」をいいます。

ここを、多くの方が誤解しています。

認知機能とは、五感（見る・聞く・触る・嗅《か》ぐ・味わう）などを通じて、言葉を自由に操ったり、計算をしたり、自分のいる状況を正しく把握したりする機能の総称です。

学問的には、「『ＤＳＭ５』や『ＩＣＤ10』といった国際基準に書かれてある症状をもたらすもの」が、認知症の基本の定義です。

『ＤＳＭ（Diagnostic and Statistical Manual of Mental Disorders）』とは、米国精神医学会（ＡＰＡ：American Psychiatric Association）による精神疾患の世界的な診断基準・診断分類を示す『精神疾患の診断・統計マニュアル』のことです。

『ＤＳＭ５』は、１９９４（平成６）年の『ＤＳＭ４』（第４版）から19年ぶりに改訂された第５版で、２０１４（平成26）年には日本精神神経学会が監修に加わり、日本語版も出版されています。各精神疾患に対して、より信頼性の高い正確な診断や治療の助けになるように考案された基準・指針で構成され、「臨床実践の標準書」とされています。

いっぽうの『ＩＣＤ（International Statistical Classification of Diseases and Related Health Problems）』とは、世界保健機関（ＷＨＯ）の憲章に基づく『疾病及び関連保健問題の国際統計分類』のことです。世界の異なる国や地域から、異なる時点で集計された死亡・疾病データの体系的な記録・分析・解釈・比較を行うためのものです。

『ＩＣＤ10』は、１９９０（平成２）年の第43回ＷＨＯ総会において、『ＩＣＤ』の10回目の改訂版として採択されたもので、日本でもこれに準拠した『疾病、傷害及び死因の統計分類』を作成し、統計調査のほか、医学的分類として医療機関での診療記録の管理などに使用されています（第17回社会保障審議会統計分科会疾病、傷害及び死因分類専門委員会によれば、改訂版の『ＩＣＤ11』は２０１７［平成29］年11月に公表予定）。

認知症の原因となる疾患は70以上もある

認知症は病名ではなく症状であるとしたら、その症状を引き起こす疾患（原因疾患）があるはずです。

その代表的なものとして挙げられるのが、「アルツハイマー病」をはじめ、「脳血管疾患」、「レビー小体型」、「前頭側頭葉変性症（ピック病ほか）」の４つで、「認知症の４大疾患」とも呼ばれています（粟田圭一ほか『認知症の総合アセスメント　テキストブック改訂版』地方独立行政法人東京都健康長寿医療センター　平成26［２０１４］年３月）。

日本における認知症の内訳を見ると、31ページの図のように１９８７（昭和62）年の調査では脳血管性が31・４％でもっとも多かったのが、１９９５（平成７）年にはアルツハ

認知症の内訳

1987年

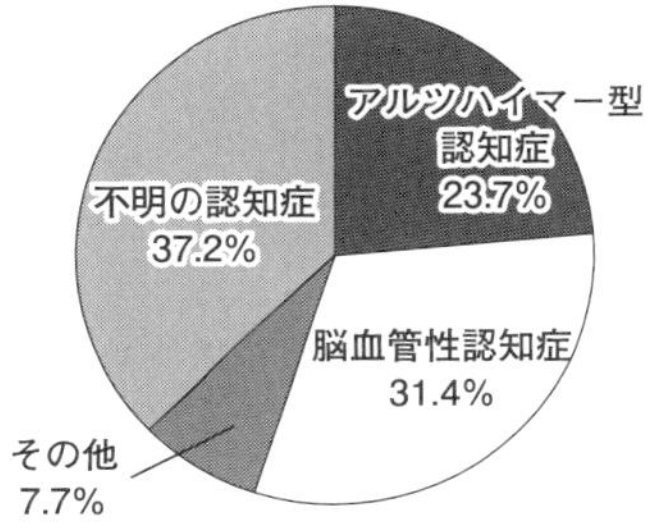

1995年

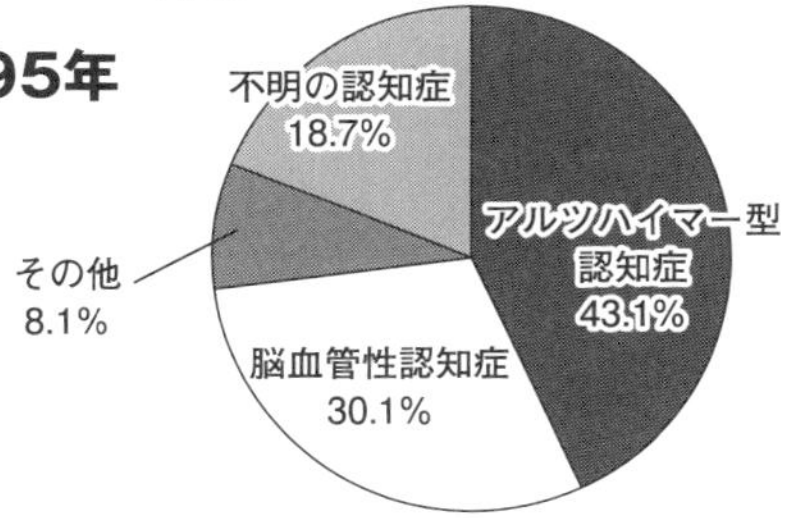

（調査対象は65歳以上の認知症患者）

出典：『平成7［1995］年度東京都社会福祉基礎調査・高齢者の生活実態』東京都福祉保健局

2013年

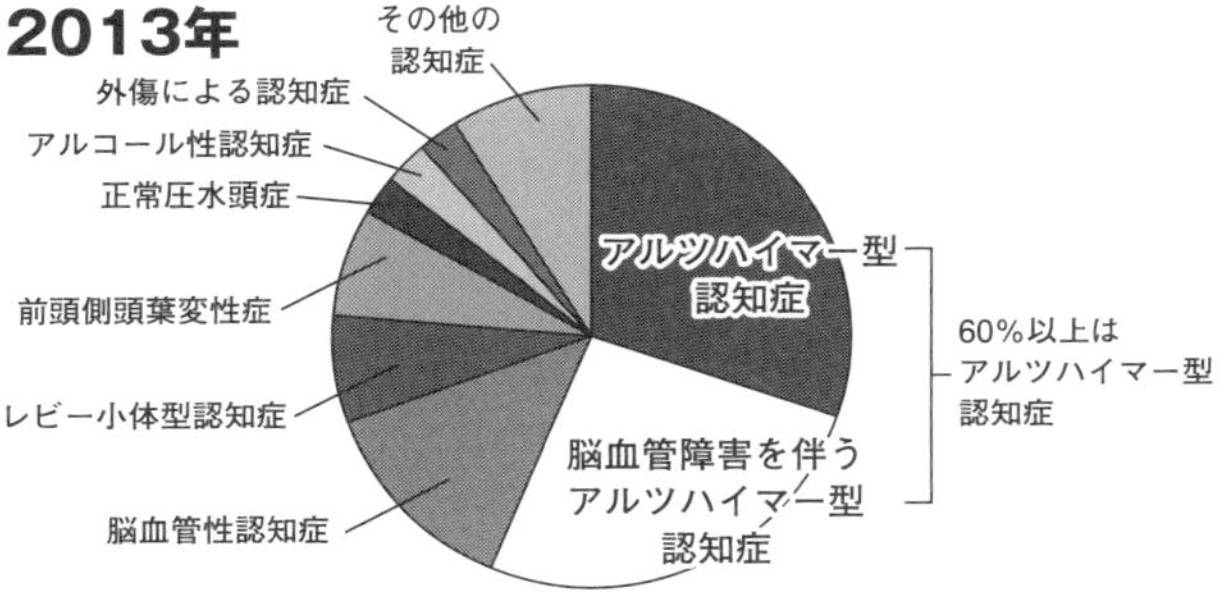

出典：『認知症の総合アセスメント　テキストブック改訂版』地方独立行政法人東京都健康長寿医療センター（平成26［2014］年3月）

イマー型が43・1%と逆転しました。

2013（平成25）年には、アルツハイマー型だけで60%以上、そこに脳血管性、レビー小体型、前頭側頭葉変性症を加えた4つで約80%を占めています。

ところが、認知症はこの4つだけではありません。認知症につながると考えられている疾患の数は、脳の退行変性疾患、内科的疾患（内分泌／代謝性中毒性疾患）、感染性疾患、腫瘍性疾患などのジャンルに分かれ、合わせて「70以上もある」といわれています。

これだけの数の疾患があれば、年齢とともにそのどれかにかからないほうがむしろ奇跡です。もはや今、誰もが認知症になりうる時代、認知症がすっかり「浸透」した社会になったといえるのではないでしょうか。

70以上もある疾患が、それぞれどのくらいの割合を占めているのかを具体的に数値であらわすのは困難です。その主な理由としては、各疾患の定義ははっきりしているものの、認知症患者を亡くなった後に解剖してみると複数の疾患が合併している場合が多く、認知症がはたしてどの疾患を原因としているのかが絞りこみにくいことが挙げられます。

こうした事情が、認知症の診断をさらにむずかしいものにしています。医師が、実際にはレビー小体型認知症なのにアルツハイマー型認知症と誤診してしまい、アルツハイマー型認知症の薬であるアリセプト®(成分名ドネペジル塩酸塩)を大量に投与して症状を悪化させてしまうなどの「薬害」を生む結果にもつながっています。

認知症の主な原因疾患

次に、認知症にはどのような原因疾患があるのか、主なものを説明していきましょう。

■脳の退行変性疾患

アルツハイマー病

1906(明治39)年に、ドイツの精神科医アロイス・アルツハイマーが、嫉妬《しっと》妄想などを訴える51歳の女性患者の症例を学会にはじめて報告。1984(昭和59)年に発見されたアミロイドβ《ベータ》や1986(昭和61)年に発見されたタウというタンパク質(老廃物)が、脳の細胞の外側に蓄積して神経細胞がゆっくりと変性あるいは死滅し、海馬を中心に脳全体が萎縮《いしゅく》して認知症をもたらします。原因物質の蓄積から発症まで、10~20年かかるといわれています。

レビー小体型（レビー小体の蓄積）

レビー小体とは、ドイツの神経学者フレデリック・レビーがパーキンソン病患者の脳幹で発見した「α《アルファ》シヌクレイン蛋白《たんぱく》」が主成分の構造物のことです。消化管や皮膚などに蓄積することも知られています。これが、脳幹のほかに大脳皮質を中心に蓄積することで神経細胞の働きが悪くなり、パーキンソニズム（パーキンソン症候群）だけでなく、幻視などの認知症の症状を示します。

このことを発見したのは日本の小阪憲司先生（横浜市立大学名誉教授）で、剖検《ぼうけん》（遺体を解剖して検査すること）の例を用いて「(びまん性）レビー小体病」として提唱し、その後、国際的に「レビー小体型認知症」と総称されるようになりました。パーキンソニズムとは、パーキンソン病の主要4症状のうち、安静時振戦《しんせん》に加えて、筋固縮、寡動・無動（動作緩慢）、姿勢反射障害のいずれか二つ以上が存在することをいいます（36ページのパーキンソン病参照）。パーキンソン病の患者がレビー小体型認知症になる場合もあります。

前頭側頭葉変性症

大脳の前頭葉と側頭葉の萎縮によって神経細胞であるニューロンが侵害され、ピック小体という神経細胞があらわれて脳が機能障害を起こします。この変性症の中核的な病気としては、「ピック病」が有名です。主症状として粗暴な行為や人格の変化、反社会的・反道徳的な行動などがあります。運動障害を伴う場合があるため、転倒などによるケガには注意が必要です。記憶力の低下は見られません。低年齢でも発症する可能性があり、診断が容易ではないために「若年性アルツハイマー型認知症」と間違われる場合があります。

症状によって、前頭側頭型認知症・進行性非流暢《りゅうちょう》性失語症・意味性認知症の3タイプがあります。前頭側頭型認知症は、初期の段階では、記憶障害や幻視、妄想はほとんど出ない代わりに、同じことをくり返す「常同行動」、食行動の異常、万引などの「脱抑制」といった行動障害が目立ちます。進行性非流暢性失語症は、口唇、舌など構音器官の麻痺《まひ》によって一音一音が正しく発音できなくなり上手に話せなくなります。意味性認知症では、言葉の意味やものの名前がわからなくなる意味性失語の症状があらわれます。

パーキンソン病

1817年、イングランドの医師ジェームズ・パーキンソンがはじめて報告。中脳黒質（神経核）のドーパミン神経細胞内にレビー小体が蓄積されて細胞膜が障害され、運動の指令がうまく伝わらずスムーズに動けなくなります。主要な症状として、「手足がふるえる（安静時振戦）・筋肉がこわばる（筋固縮）・動作が緩慢になったり動かなくなる（寡動・無動）・バランスが取りづらくなり歩行が小刻みになる（姿勢反射障害）」の4つが挙げられます。このような運動症状のほかに、認知機能障害、意欲の低下、幻視・幻覚・妄想といった非運動症状も認められます。高齢になるほど発症することが多く、ゆっくりと進行します。難病法（難病の患者に対する医療等に関する法律）の「指定難病」に指定され、重症度がⅢ度以上になると、国や都道府県から治療費の補助が受けられます。

ハンチントン舞踏病

常染色体優性遺伝によって発病し、認知症や性格変化を主とする精神障害、自分の意思とは無関係な異常運動（不随意運動）があらわれます。歩く姿が踊っているように見えるので「舞踏病」の名前がつけられました。

筋萎縮性側索硬化症（ＡＬＳ）

運動神経細胞（運動ニューロン）が侵されて運動機能障害を起こします。運動神経以外の自律神経、感覚神経、脳の高度な機能などはほとんど損なわれません。まれに認知症を伴う場合もあります。

大脳皮質基底核変性症

大脳の前頭葉・頭頂葉の皮質および皮質下諸核の神経細胞が侵され、パーキンソン病に似た症状、失行・失認などの症状があらわれます。

進行性核上性麻痺

眼球が上下方向に動かない・転びやすい・構音障害（言語障害のうち、言葉が正しく発音されないもの）などの症状があり、認知症を合併します。

■脳血管疾患

脳血管障害

脳梗塞、脳出血、くも膜下出血などの総称で、これらによって脳細胞に十分な血液が行き渡らなくなり、部分的に機能が失われます。

■内科的疾患（内分泌／代謝性中毒性疾患）

甲状腺機能低下症

甲状腺ホルモンの分泌が不足して、脳の代謝（活動性）が低下します。圧倒的に女性に多く見られます。昼夜を問わず眠く、全身の倦怠《けんたい》感・記憶力や計算力の低下・低体温・皮膚の乾燥・むくみ・脱毛・体重増・便秘・無月経などの症状があらわれます。

下垂体機能低下症

下垂体は大脳の下にぶら下がるように存在する小さな内分泌器官で、前葉と後葉の二つの部分からなり、甲状腺刺激ホルモン、副腎皮質刺激ホルモン、生殖腺刺激ホルモン、成長ホルモンなどを分泌します。下垂体にできた腫瘍などが原因でその機能が低下してホルモン分泌に異常が生じると、欠乏するホルモンによって異なる症状があらわれます。

ビタミンB_1欠乏症

アルコール飲料の多飲などによって、ビタミンB_1が欠乏する疾患。眼球運動障害・運動失調・意識障害の主要症状を示すウェルニッケ脳症をもたらします。慢性期になると、もの忘れの症状が主体となります。

ビタミンB_{12}欠乏症

ビタミンB_{12}の欠乏が長期間続くと、記憶の減退やせん妄・錯乱、悪性貧血（巨赤芽球性貧血）などが起こる場合があります。胃切除後にもビタミンB_{12}が吸収されず、貧血になることがあります。

ニコチン酸（ナイアシン）欠乏症

水溶性ビタミンのニコチン酸（ナイアシン）の欠乏によって、ペラグラ（皮膚炎や下痢）が起こり、この治療が行われないと精神症状として認知症の症状・不安・抑うつ状態・せん妄・幻覚などがあらわれます。

肝性脳症

肝機能の極端な低下によって意識障害や精神症状、運動系の障害が起こります。

低血糖症

血糖値が下がりすぎて身体の活動性が維持できなくなり、異常行動・意識の混乱・集中力の欠如・頭痛・けいれん・昏睡《こんすい》などの中枢神経症状や、ふるえ・動悸《どうき》・発汗・口唇乾燥などの自律神経症状を起こします。糖尿病のインスリン治療がうまくいっていないときによくみられます。

アルコール（性）脳症

アルコール飲料を長期・大量に飲用するアルコール依存症の人にしばしば発症する中枢神経疾患で、急性期をウェルニッケ脳症、慢性期をコルサコフ症候群と呼び、脳の萎縮が顕著にみられます。

薬物中毒

有機溶剤などの薬物による中毒症状で、認知症にいたる場合もあります。

■感染性疾患

脳炎・髄膜炎

細菌やウイルスなどによって脳や髄膜が炎症を起こし、頭痛・けいれん・発熱・意識障害などが起こります。

クロイツフェルト・ヤコブ病

異常プリオン蛋白が脳に蓄積することによって神経細胞が破壊されます。原因不明の「特発性」、感染が原因の「感染性」、割合は少ないですが遺伝子異常が原因の「遺伝性」があります。歩行時のふらつきやつまずきなどの小脳失調や視力障害などがあらわれるほか、認知症の症状が急速に進行して半年以内に無動無言症（寝たきり）状態、1年前後で死亡するケースが多くあります。

亜急性硬化性全脳炎

麻疹《ましん》（はしか）ウイルスの潜伏期の後に発症し、初期は行動・性格変化、学力・意欲低下などがみられ、無動無言症状態を経て昏睡状態になるといわれています。

進行性多巣性白質脳症

ウイルスによって大脳白質の髄鞘《ずいしょう》と呼ばれる部位に変性が起こり、脳神経麻痺・四肢麻痺・嚥下《えんげ》（食べものを飲み下す）障害・不随意運動などが加わって無動無言症状態にいたります。

脳膿瘍《のうよう》

脳内で化膿性細菌による感染が起こり、膿《うみ》が溜《た》まった状態です。初期には頭痛・嘔吐《おうと》・発熱などの症状があり、進行するとけいれん・運動麻痺・感覚障害などが目立ちます。

進行麻痺

脳が梅毒トレポネーマ菌に感染して十〜数十年後に発症する脳疾患です。記憶力・判断力が衰えてやがて認知症を発症。「麻痺性痴呆」、「脳梅毒」ともいいます。

■腫瘍性疾患

脳腫瘍

頭蓋骨のなかにできる腫瘍で、身体のほかの部位にできたがんが転移した「転移性脳腫瘍」と、脳にできる「原発性脳腫瘍」に分類されます。頭痛・嘔吐・視力や視野の異常などの症状があり、進行すると意識が低下し、内分泌障害を起こす場合もあります。

髄膜浸潤

髄膜腫の細胞が脳の膜である髄膜に浸潤（しみこむ）して脳や神経を圧迫し、意識障害や精神障害をきたします。白血病やリンパ腫などさまざまながんの転移によっても起こります。

■外傷性疾患

慢性硬膜下血腫

軽微な頭部の外傷などから、頭蓋骨の内側で脳を包んでいる硬膜とくも膜との間に少しずつ出血が起き、それが塊（血腫）になったものが脳室を圧迫します。頭痛・嘔吐・半身の麻痺といった症状や軽度の意識障害、血腫が大きくなれば意識障害が進行して昏睡状態になります。

頭部外傷後遺症

脳挫傷《ざしょう》など頭部に外傷を受けた後に麻痺・運動障害・言語障害があらわれ、損傷が広範囲あるいは脳の深部の場合には意識障害が残ります。

■その他の疾患

特発性正常圧水頭症

頭蓋内で脳の緩衝液として働いている髄液（脳脊髄液《せきずい》）が、循環システムの異常によって過剰に貯留して脳室が拡大します。認知障害（もの忘れ・自発性の低下・無関心・無動無言など）、歩行障害（小刻みな歩行、方向転換でバランスを崩しやすいなど）、排尿障害（尿失禁、頻尿）の3つが特徴的な症状といわれます。認知症患者さんの5～10%にみられ、早期発見・早期対応により症状の改善が認められる可能性が高いので、絶対に見逃してはならない疾患です。

多発性硬化症

脳や脊髄、視神経のあちこちに硬い病巣（脱髄病変）ができて、症状が治まる「寛解」と、症状が出る「再発」をくり返します。手足の脱力・歩行障害・しびれ感・感覚低下・会話困難・嚥下困難・複視（二重に見える）・視力低下・排尿障害などが悪化していけば、さまざまな神経症状があらわれます。

神経ベーチェット病

ベーチェット病は口腔《こうくう》粘膜の円形の潰瘍《かいよう》、外陰部潰瘍、皮膚症状、眼の症状（眼痛、充血など）の4つが主症状の、慢性再発性の全身性炎症性疾患。神経症状が前面に出るものを神経ベーチェット病といい、髄膜炎や脳幹脳炎などの急性タイプと、認知症などの精神症状をきたす慢性タイプがあります。

認知症には実にさまざまな原因疾患があることが、おわかりになったでしょう。

私は、患者さん、ケアマネジャー、介護スタッフの方々に向けた講演をよく行いますが、その場で70以上もの原因疾患すべては説明できません。

そこで、認知症の原因となる「通常疾患（common disease）」として、次の6ジャンル・10種類に絞ってお話しするようにしています。

- 脳の退行変性疾患――アルツハイマー病、レビー小体型、前頭側頭葉変性症
- 脳血管疾患――脳血管障害
- 外科的疾患――慢性硬膜下血腫、脳腫瘍、特発性正常圧水頭症
- 内科的疾患――甲状腺機能低下症
- 代謝性疾患――ビタミン欠乏症
- 感染・炎症性疾患――脳炎・髄膜炎

認知症は「治せるもの」と「治せないもの」がある

誰でも、病気にかかるのはつらいものです。そのつらさから解放されたいために医師を訪ねます。医師は、診断によって病名を明らかにし、適正な治療をして元の健康な状態に戻します。それが、病気を「治す」という行為です。

もし、どのような手段を使っても治る見込みのない病気と診断されたら、本人や周りの人たちのショックは計り知れないでしょう。

では、認知症はどうなのでしょう。

「○○で認知症は治る！」、「○○をしたら認知症が治った！」といったセンセーショナルな見出しの記事をよく見かけますが、認知症には「治せるもの」と「治せないもの」があります。

アルツハイマー型認知症やレビー小体型認知症に代表される、脳の神経細胞がゆっくり変性・死滅していく退行変性疾患が原因の場合、症状は進行を続け、発症する以前の100％元気な状態には戻れない「不可逆性」が大きな特徴です。これらは、治療的介入によって、まるで何もなかったかのように「完治（根治）」する方法も治療薬も現時点ではまだありませんから、「治せないもの」といえるでしょう。

しかし、治せないからといって諦めてしまう必要はまったくありません。

詳細は後述しますが、不要な薬を見直し、服用回数も少なくできるものは減らすなどの適切な服薬管理、医師をはじめとする多職種協働によるケアと、患者さんのご家族による適切なマネジメント力によって、完治はしなくても、場合によっては老化によるもの忘れの程度、ふだんの暮らしに支障がない程度にまで症状は「改善できる」、症状の進行を「遅らせることはできる」のです。

改善できる程度、遅らせる程度は患者さんによって異なりますが、例えば毎夜のいわゆる徘徊がなくなれば、本人にとってもそのご家族にとっても穏やかな暮らしが取り戻せるので、将来の希望と安心にもつながります。

いっぽう、退行変性疾患が原因以外の認知症の場合は、「治せる」可能性があります。例えば、「慢性硬膜下血腫」です。出血の塊が頭の硬膜とくも膜との間に溜まって、それが脳室を圧迫することにより認知症の症状をあらわしているもので、血腫を早く見つけて取りだせば症状の改善が強く期待できます。

「脳腫瘍」は腫瘍細胞によって、正常な脳が圧迫されて機能が低下していますので、外科手術で腫瘍細胞を取り除き圧迫が解消できれば、治せる可能性があります。

髄液が脳室に貯留することによって正常な脳が内側から圧迫されるようなかたちの「特発性正常圧水頭症」も、過剰な髄液を腹腔《ふくくう》などへ流す「シャント術」と呼ばれる手術を行うことによって、治せる期待がもてます。

また、「甲状腺機能低下症」、「ビタミン欠乏症」、「アルコール（性）脳症（ウェルニッケ脳症）」などによる認知症の症状も同様です。機能が低下したのであれば上げればいいですし、不足したものがあれば補えば症状の改善につながります。

こうした治せる認知症は、早く見つけないといけません。

認知症の的確な診断はむずかしい

ただ、やっかいなことがあります。

私の経験では、70歳以上の人の脳をＭＲＩ（磁気共鳴映像法）などで診ると、大なり小なり脳血管の障害が脳機能に何らかの悪さをしている方がほとんどで、まったく無傷な脳の人は１００人のうちわずか１人か２人でした。つまり、認知症の原因疾患が単独で発症することはあまりないといえます。

私が診ていたある患者さんの場合、もともとアルツハイマー型認知症の症状がありましたが、ある日出かけているときに認知機能の低下が急に進んで歩けなくなりました。「これはおかしい」と病院の脳神経外科で診てもらったところ、慢性硬膜下血腫を発症していました。手術で血腫を取り除いたところ、早く見つかったこともあり、一時的に認知機能が改善しました。

ある方は、A病院ではアルツハイマー型認知症と言われ、B病院では特発性正常圧水頭症と言われました。どうしようかと迷った末に特発性正常圧水頭症の手術（シャント術）を受けたところ、認知機能障害が改善したのです。

また、腎機能障害や肝機能障害でも認知機能が低下する場合があり、複数の原因疾患が複雑に入り組んで生じる認知症の診断を、よりいっそうむずかしくしています。

的確な診断のためには、患者さんの症状の経過を緻密《ちみつ》に追っていきながら、メリハリのきいた観察や患者さんからの聴取を行う「診断推論」が必要になってきます。

「もしかして認知症かもしれない」とご家族から相談を受けても、本人は「そうは思わない」、「私はどこも悪くない」、「私は大丈夫」と受診を拒否するケースは少なくありません。

しかし、すでに認知症の具体的な症状が出ていれば、診断推論して病名を推定し、仮説を立てながらそれをターゲットに一刻も早く治療を始めていかなければならないことも多くみられます。

認知症の症状がかなり進んでしまっている人は、ＣＴ（コンピューター断層撮影）やＭＲＩ、神経心理学的な検査を何のためにするのかが理解できず、恐怖を感じたりしてしまいます。その場合は、全国にある認知症疾患医療センターのような専門機関で、臨床心理士が画像検査などを行ったほうが早いので、在宅医の私としては、紹介状を書いたり精査のための受診のお手伝いをしています。

診断・治療のナビゲーションとともに必要なのが「チーム・モニタリング（観察）」です。その患者さんに関わる医師、薬剤師をはじめ、ケアマネジャー、訪問看護師、訪問介護員（ホームヘルパー）など全員に薬の効能と副作用の話をきちんとして、「夜中であっても何かあったら連絡をくださいね」という態勢を整えておかなければいけません。

それを患者さんごとに組み立てるのは、とても大変です。本人やご家族の協力がないと困難です。

また、本人やご家族に対する「心理教育（psycho-education）」も欠かせません。

例えば、認知症の症状が進むと、本人は家族に対して「よそよそしくされる」などといった疎外感を抱くようになり、家族のほうも、いわゆる徘徊などの問題行動を受けとめきれずに本人を叱責《しっせき》してしまうなど、お互いに誤解や葛藤が生じやすくなるもので、途方に暮れるケースも数多く見受けられます。

心理教育では、必要な知識や情報を伝えるにとどまらず、双方のさまざまな心理面（心理的背景）にも十分に配慮し、孤立を防ぎ、不安を軽減するため、介護で直面する諸問題にどう対処するかを一緒に考えながら、いわゆる「腑《ふ》に落ちる」、「ははぁ、なるほど」と合点がいくように導いていかなければなりません。

そうしないと、「これなら何とかやっていける」という気持ちになっていただくのがとてもむずかしいのです。

認知症はどのように告知すればよいか

診断推論、チーム・モニタリングなどを進め、認知症の診断が下ったときに、本人やそのご家族に対して、どのように告知するかはとてもむずかしい問題です。

伝えるタイミングや、どのような伝え方をするかによっては、認知症の症状が急激に進み、なかには自殺を考える人まで出るなど、「スピリチュアルペイン（自己の存在と意味の消滅から生じる苦痛）」や絶望感は計り知れないものだからです（一般社団法人日本ペインクリニック学会）。

本人へは、はじめから断定的に詳しい診断内容は伝えません。言葉を十分に選びながら段階的に、「もしかしたら自分は認知症かも」と気づくように少し時間をかけます。

ご家族に対しては、「本人にはまだ告知しませんが、認知症の可能性があります」といったように、より率直に伝えるようにしています。

実際のところ、私が在宅で診るようになった患者さんは、すでに告知されているケースがほとんどですが、まだ告知されていない人もいたり、介護してきた人が認知症になってしまう場合もあり、告知の内容やタイミング、告知する相手の選択も、とてもむずかしい場合があります。

認知症の告知の仕方については、マニュアルも、たった一つの正解といえるものもなく、本人やご家族が何を求めているのか（55ページの図参照）、どのようなことを知りたいのかを把握して、ケースバイケースで的確に説明していくように努めています。

医療機関に希望する情報提供の内容（複数回答）

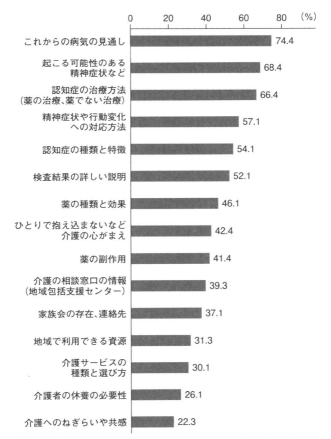

出典：『認知症診療における適切な情報提供と対応～患者と家族の安心と納得を左右する要因～調査結果報告書』首都大学東京大学院 繁田雅弘・生活構造研究所 半田幸子・日本社会事業大学大学院 今井幸充（平成23［2011］年3月）より作成

告知によって大きなショックを受けた本人やご家族にとって、もっとも大きな支えとなるのが、「希望」と「安心」です。

認知症の絶望的なイメージを払拭するために私は、「10年以上在宅医療を続けてきて、適切な治療やケアによって症状が改善した方をたくさん見てきました。私と一緒に考えながら、諦めずに歩んでいきましょう」といつも話しています。

「希望と安心を与える役割を医者がせずして、ほかの誰がせよというのでしょうか」といった強い思いに変わりはありません。

老化によるもの忘れと、認知症によるもの忘れは違う

ここからはさらに、認知症の症状について、知っておきたい、より実践的な知識について話を進めていきましょう。

今のところ、認知症を完治させる治療法も特効薬もありません。１００％予防する方法もありません。

できるだけ早く発見してその進行を遅らせる対症療法しかないとすれば、何か異変を感

老化によるもの忘れと、認知症によるもの忘れの違い

老化によるもの忘れ	認知症によるもの忘れ
忘れたことは自覚している	忘れたことを自覚していない
体験したことの一部を忘れる	体験したことのすべてを忘れる
ヒントを出せば思いだせる	ヒントを出しても思いだせない
忘れたことを正直に言う	忘れたことをごまかそうとする
物事を自分で判断できる	物事を自分で判断できない
忘れものを自分で探そうとする	忘れものを誰かに盗まれたと疑う

出典：髙瀬義昌監修『すぐに役立つ! 認知症の治療とケア　基本から実践まで』（株式会社じほう　2011年）を基に作成

じた（見かけた、気づいた）ときなどにすぐに役立つ実践的な知識を、本人やご家族が身につけておくのは不可欠です。

「もしあのとき知っていたら、こうはならなかったのに」と後々悔やむようなことは、あってはならないからです。

「年のせいか、最近もの忘れが激しくて」

「会話をしていて単語がなかなか出てこない」

「すぐにど忘れしてしまう」

「外出するときに忘れものが多くなった」

「何時に約束したかなど、予定を忘れる」

「少し前まで使っていたものをどこにしまったかを忘れてしまう」……。

こうした言葉が、高齢者の口からよく聞かれます。

しかしながら、老化とともにもの忘れが多くなるのはごく自然で、認知症によるもの忘れとは違います。

その違いを説明するのに、「昨日の夕食に何を食べたか思いだせないのが、老化による単なるもの忘れ」、「昨日の夜に食事をした、それ自体を思いだせないのが、認知症によるもの忘れ」というたとえがよく引きあいに出されますが、「まさにそのとおり」と言って差し支えありません。

夕食をとったことははっきり覚えていて、そのメニューだけが思いだせない。しかし、何かヒントを与えられれば思いだせるのであれば、それは単なるもの忘れですから心配はありません。

問題なのは、夕食をとったこと自体を忘れて「一緒に食べたよね」と言われても、「いや、食べていない」と言い張り、嘘《うそ》やつくり話でその場を取りつくろうとしたり、つじつまを合わせようとしたりする態度です。

老化によるもの忘れと、認知症によるもの忘れとの違いを示したのが、57ページの表です。

ただし、この違いには個人差があります。単なる老化現象と思っていたら、「認知症の一歩手前の軽度認知障害だった」という可能性も否定できません。

もの忘れが目立つようになったら、念のために専門医に早めに診てもらうことをおすすめします。

認知症の早期発見には家族の協力が必要

東京都の調査によれば、「最近、どこか様子がおかしい。もしかして認知症の症状ではないか」と疑い、医療機関を受診するきっかけとしてもっとも多いのは、「家族が気づいたから」の60・9％で、次いで「同居していない親族の話から」、「本人の勤め先から連絡があった」がそれぞれ10・9％で、「本人の訴えから」は6・5％にとどまりました（『東京都若年性認知症生活実態調査報告書』東京都福祉局　平成20［2008］年8月）。

もの忘れが続いたために心配になり、セルフチェック（自己診断）を行って自らの訴えで医療機関を受診した場合には、認知症ではなかったケースがほとんどです。

しかし、認知症は知らず知らずのうちに症状が進み、自分ではなかなか気づけなくなるものです。ですから、早期に発見して早期に対応するのが大事なわけで、それには、同居する家族など周りの人の協力が必要になってきます。

おかしいと感じたら周りの人はいつも気にかけて、わずかな変化も見逃さず、気づいたらためらわずに、できるだけ早く、もの忘れ外来などの専門医に連れていくことです。

このとき、本人のプライドを傷つけ、不安をあおるような否定的な発言はタブーです。嘘も方便です。「身体の調子がちょっと悪いので、病院に行きたいの。一緒についてきてくれる?」、「今のうちにもの忘れを予防する方法を、一緒に教えてもらいにいかない?」といった理由をつけて、ふだんから一緒に暮らしている家族が同伴すれば、それほど嫌がられることはないかもしれません。

認知症の初期症状かもしれない日常生活の変化として、次のような点が挙げられます。頻繁に見られるかどうかをチェックして、早期発見につなげましょう。

□ 新しいことが覚えられなくなった
□ 話のつじつまが合わなくなった
□ 同じことを何度も言うようになった
□ 具体的な名前ではなく代名詞を使うことが多くなった

□しまい忘れ、置き忘れが多くなり、いつも探しものをするようになった

□探しものが見つからないと「盗まれた」と人を疑うようになった

□自分の失敗を人のせいにするようになった

□少し前のことを忘れるようになった（電話を切ったばかりなのに相手の名前を忘れるなど）

□電話の応対ができなくなった

□以前に比べてミスが多くなった

□考えるスピードが遅くなった

□テレビ番組の内容が理解できなくなった

□好きなテレビ番組や趣味に興味を示さなくなった

□同時に二つ以上のことを考えられなくなった

□約束の時間や場所を間違える（忘れる）ようになった

□慣れた道でも迷うようになった

□同じものを買ってくるようになった

□買いものをして料金が払えなくなった（計算ができなくなった）

□同じ料理ばかりをつくるようになった
□過食など食行動に異常が見られるようになった
□季節に合った服を着なくなった
□身だしなみをかまわなくなった
□些細《ささい》なことでも怒りっぽくなった（暴言・暴力行為）
□ときどき興奮して大きな声を出すようになった
□周囲への気づかいがなくなり頑固になった
□1人になるのを寂しがったり、怖がったりするようになった
□ふさぎこんで、億劫《おっくう》がるようになった
□頭が変になったと自ら訴えるようになった
□親戚や勤務先、友人・知人などから「このごろ様子がおかしい」と言われた

（『東京都若年性認知症生活実態調査報告書』東京都福祉局［平成20〈2008〉年8月］、『認知症施策の現状』厚生労働省老健局［平成26〈2014〉年12月19日］を基に作成）

認知症かどうかをチェックする方法として、長谷川和夫医師による『長谷川式認知症スケール（ＨＤＳ－Ｒ）』や、国際的な『ミニメンタルステート検査（ＭＭＳＥ日本版）』などがよく使われます。

あくまでも認知症の疑いを調べる検査であり、結果の点数だけでなく本人への聞き取りなどを含めて総合的に判断します。

また、最近では、パソコンやスマートフォンで認知症かどうかを無料でチェックできる専用サイトの利用が進んでいます。

●ＮＰＯ法人オレンジアクト「認知症に備えるアプリ」

https://orangeact.org/appdl.html

パソコンやスマートフォンをおもちの方はやってみてはいかがでしょうか。

認知症の前段階といわれる「軽度認知障害」

もの忘れがより目立つようになり、認知症に進行する前段階（予備群）として最近注目されているのが、「軽度認知障害（ＭＣＩ：Mild Cognitive Impairment）」です。

認知症高齢者の現状（平成24[2012]年）

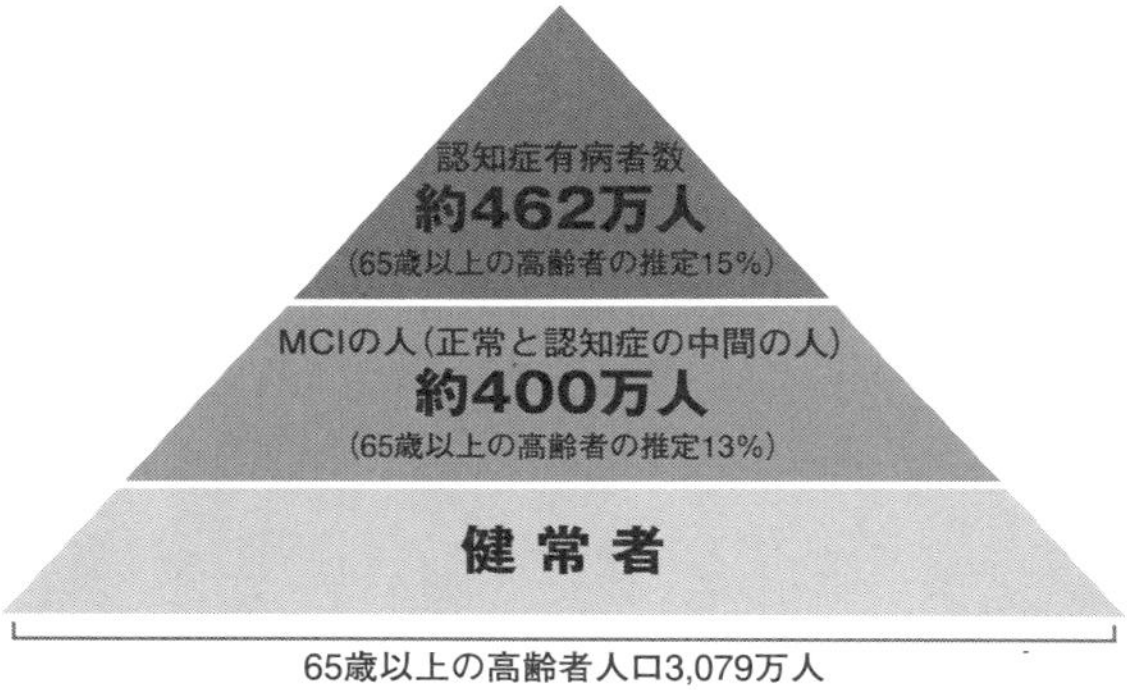

（注）MCIのすべての人が認知症になるわけではないことに留意

出典：『認知症施策の現状』厚生労働省老健局高齢者支援課 認知症・虐待防止対策推進室（平成26［2014］年12月19日）

厚生労働省によれば、次のように定義されます。

①記憶障害が本人または家族から訴えられていて、もの忘れが主たる症状である

②日常生活動作や全般的認知機能は正常で、家庭生活や社会生活への影響はないか、あっても軽度のものである

③年齢や教育レベルの影響だけでは説明ができない記憶障害がある

④認知症とは診断できない状態である

２０１２（平成24）年の時点で、65歳以上の高齢者の約４６２万人が認知症と推計されることが厚生労働省研究班の調査でわかっていますが、同年の軽度認知障害（ＭＣＩ）の

アルツハイマー型認知症の経過（気づきから治療・介護まで）

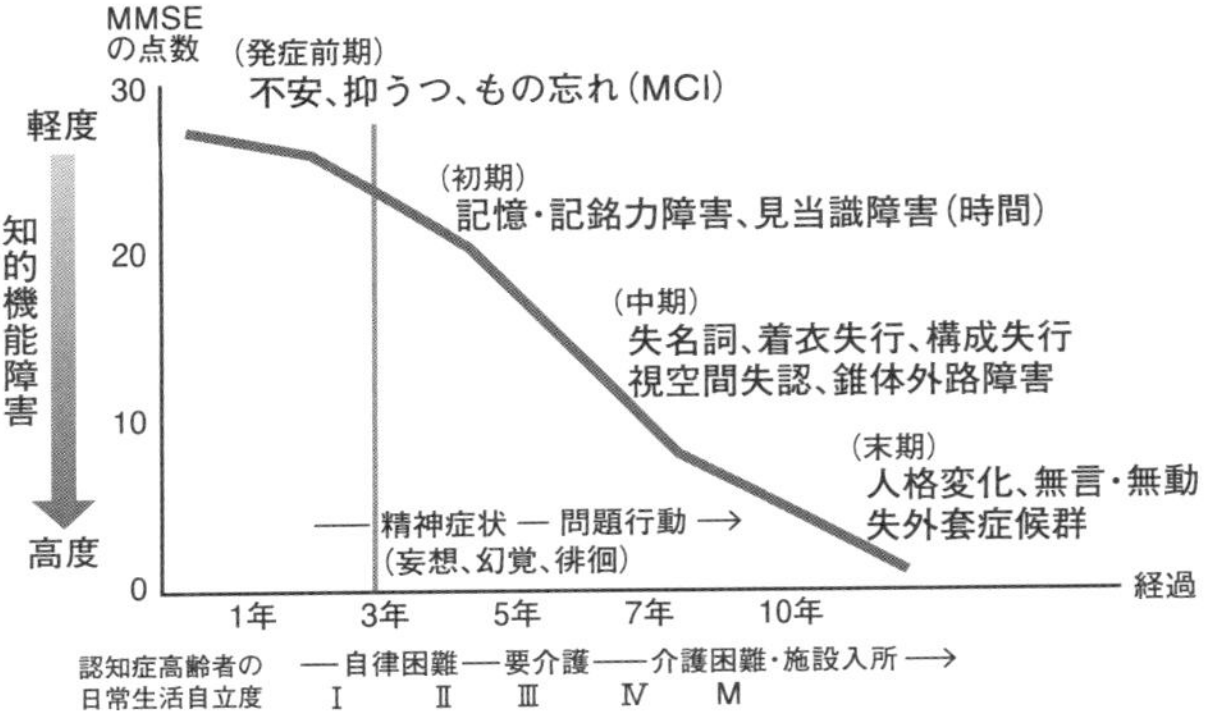

出典：『認知症施策の現状』厚生労働省老健局高齢者支援課 認知症・虐待防止対策推進室（平成26［2014］年12月19日）

人の数も、ほぼ同数の約400万人と推計されています（64ページの図）。

軽度認知障害と診断された人のうち、年間で約10％、4年のうちに約半数が認知症に進行するという調査結果が出ています。

本人の自覚ばかりでなく、もし同年齢の人と比べてもの忘れの症状が多いと周りの人が気づいたら、専門医を受診するのが「転ばぬ先の杖《つえ》」です。軽度認知障害を早期に発見して、適正な薬物治療や脳を活性化するメソッドなどを行えば、認知症への進行を防ぐことにつながるかもしれません。

「認知症かもしれない」と気づいたら

アルツハイマー型認知症の場合、前期に発症に気づいてから治療・介護を受けて末期にいたるまで、症状は65ページの図のような経過をたどります。

「もしかして認知症（軽度認知障害）かもしれない」と家族の誰かが気づいたら、まずは地元の開業医など、ふだんからよく診てもらっている「かかりつけ医」にできるだけ早く相談してみましょう。

もし、かかりつけ医がいなければ、各市区町村に必ず設けられている「地域包括支援センター」に連絡します。いずれの場合でも、より詳しい検査が必要な場合には、「認知症サポート医」、「もの忘れ外来」などの専門医を紹介してくれます。

各都道府県には、地域のかかりつけ医や地域包括支援センターなどとの連携を推し進めながら、より専門的な認知症の鑑別診断、専門医療相談などを行う「認知症疾患医療センター」が設置されています。センターの一覧は、一般社団法人 認知症予防協会のホームページから検索できます（203ページ）。

認知症本人とそのご家族を社会全体で支える仕組み

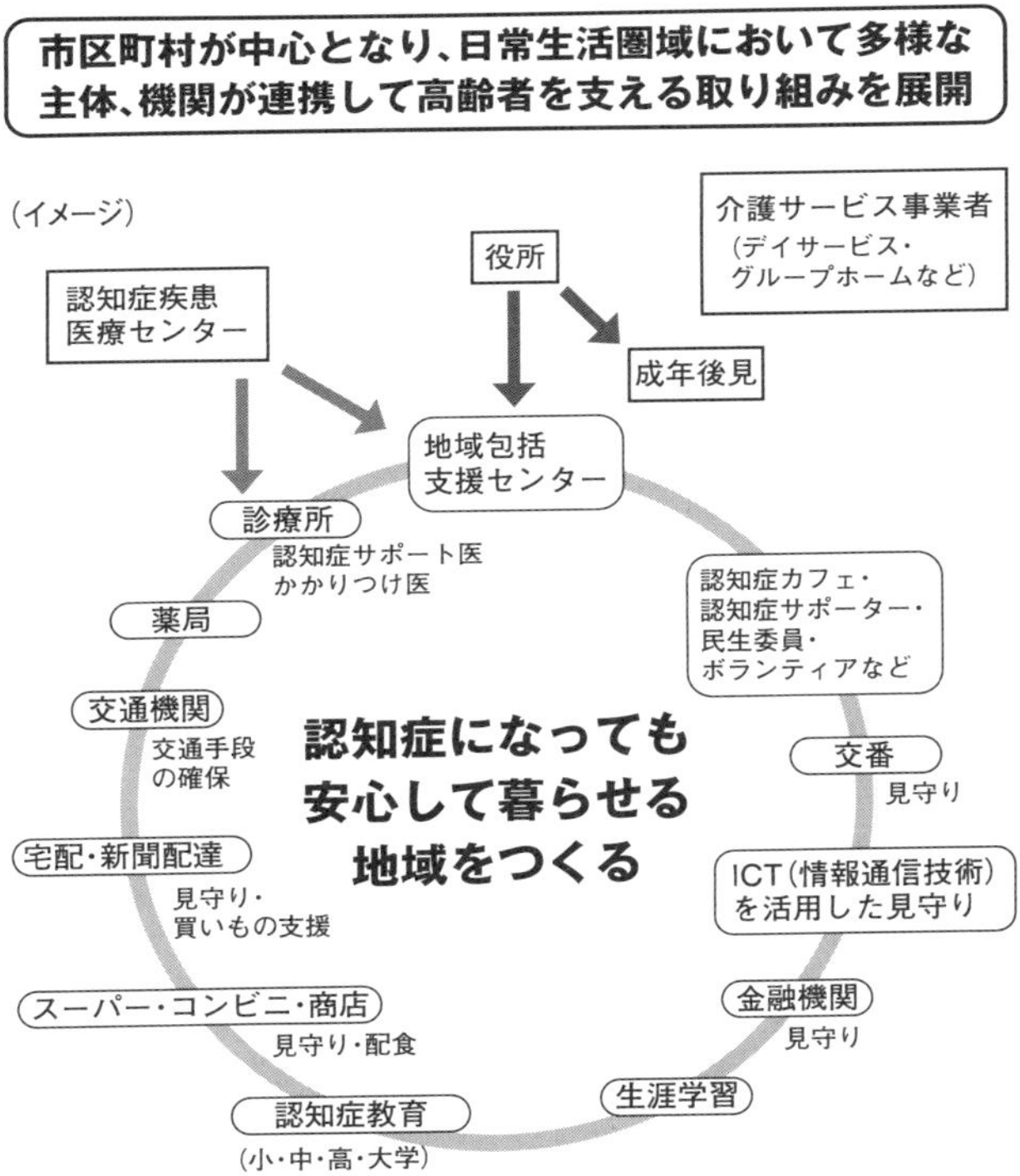

出典：『認知症施策の現状』厚生労働省老健局高齢者支援課 認知症・虐待防止対策推進室（平成26［2014］年12月19日）

認知症の本人やそのご家族が、悩みを抱えこまずに住み慣れた地域で安心して生活するための、こうした支援サービス体制を積極的に活用することが大切です。今や、認知症は地域社会全体で支えていく時代になりました。

ただ、認知症の疑いがあっても、本人の受診拒否や、家族のためらいや戸惑いもあって、すぐに医療機関に連れていくのはとてもむずかしい場合があります。無理強いすると、本人の不安や不満が募って、かえって症状が進みやすくなりますし、かといって放置すれば症状はますます悪化してしまいます。

家族以外の信頼できる第三者（公的機関のスタッフなど）の力を借りると家から連れだしやすくはなりますが、いずれにしても本人やご家族のストレスは計り知れないものがあります。

そうしたときは、地域包括支援センターや地元の医師会などから、私のような在宅医療医や、往診（訪問診療）をしてくれる医師を紹介してもらうのがいいでしょう。そうすれば、本人を無理やり家から連れだす面倒もなくなります。

本人が暮らす家に医師が出向けば、症状だけでなくご家族との関係や置かれた環境までが総合的にわかりますので信頼関係が築きやすく、後々の治療や指導にもおおいに役立ちます。

在宅医療によって本人の受診拒否がゼロになるわけではありませんが、治療に向けての第一歩となる「医師の受診」に踏みだしやすいのはたしかでしょう。

認知症によく見られる症状——「中核症状」

例えば、アルツハイマー型認知症の場合、日常生活・社会生活に支障がない程度のもの忘れなどの症状から始まるのが一般的です。認知症の種類にもよりますが、さらに認知機能が低下して認知症と診断されるころになると、その前後にかけて特有の症状があらわれてくることがあります。

脳の細胞が壊れることで直接起こる「中核症状」と、本人の性格や心理状態、人間関係、環境などの要因が絡みあって起こる「周辺症状（BPSD：行動・心理症状）」（74ページ）に分けられます。

それぞれがどういう症状であるかを正しく知っておくのは、介護などで患者さんと向き

認知症の2つの症状

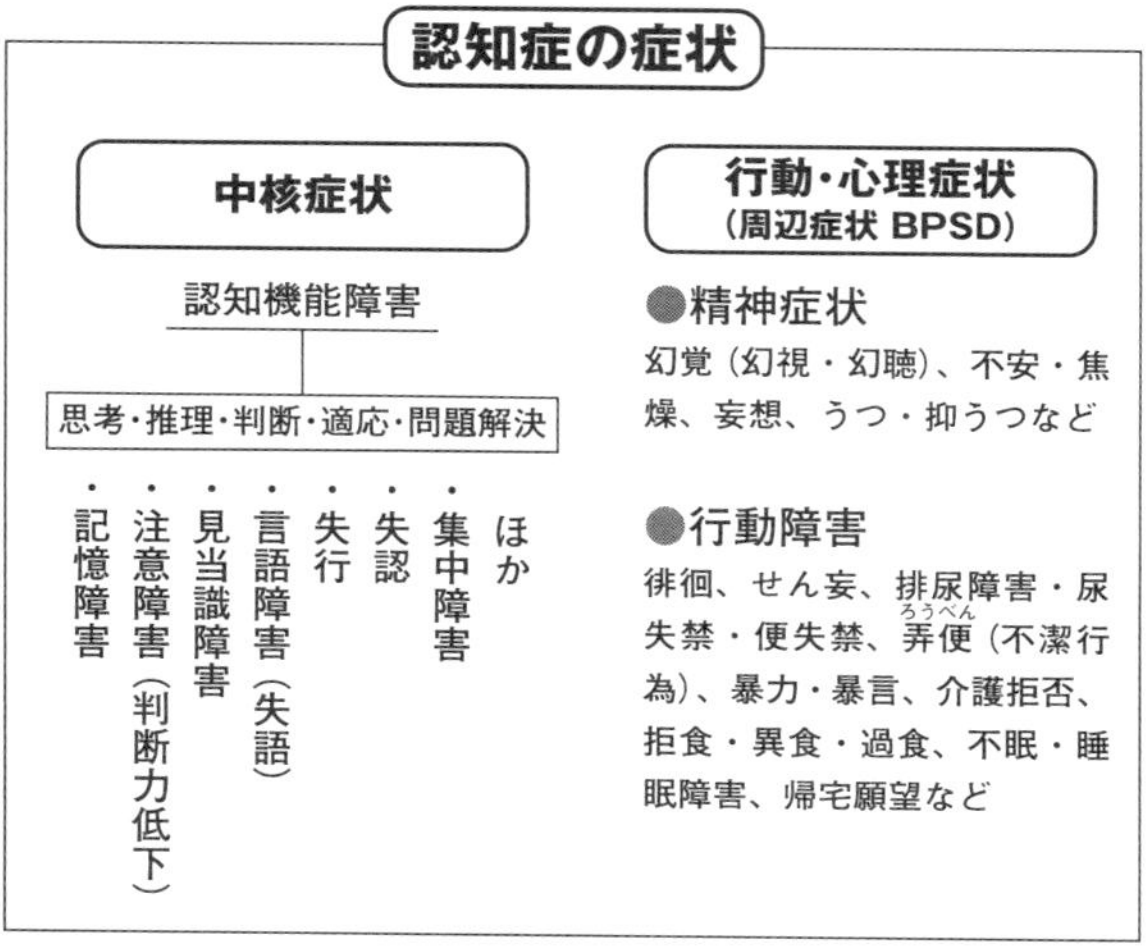

出典：『認知症施策の現状』厚生労働省老健局高齢者支援課 認知症・虐待防止対策推進室（平成26［2014］年12月19日）を基に作成

あうご家族にとってとても重要です。

中核症状の代表的なものが、「見当識《けんとうしき》障害」と「記憶障害」です。

見当識障害とは、例えば、今いる場所や、今の季節、今日は何月何日で今は何時かがわからない、あるいは進行すると、家族であっても家族以外であっても、誰と話しているかがわからないなど、自分が置かれている状況を正しく認識できない状態をいいます。

記憶障害とは、自分が新しく経

験した出来事や記憶が抜け落ちてしまう症状のことをいいます。

五感（見る・聞く・触る・嗅ぐ・味わう）によって得た新しい情報は、脳の海馬の「記憶エングラム」と呼ばれる細胞群に短期記憶として一時的に保存されます。

記憶の三要素「記銘（input）・保持（keep）・想起（output）」に重要な働きをする海馬とその周辺の扁桃体《へんとうたい》とでやりとりされた情報は、感覚野《や》と運動野を除く大脳皮質の連合野という領域に送られて長期記憶となります。

ところが、海馬を中心に脳の萎縮（神経細胞の変性）がもたらされて正常に機能しなくなると、少し前の情報（出来事）も海馬に記憶されなくなり、アルツハイマー型認知症の初期の記憶障害が起こるものと考えられています。こうなると、加齢によって記憶力が少しずつ衰える「もの忘れ」とは違って、明らかに日常生活に支障が出てきます。

記憶するが、思いだせないだけ？

そうしたなかで、２０１６（平成28）年3月17日、記憶障害についての画期的な研究結果が、理化学研究所「脳科学総合研究センター」から発表されました。

その内容は、センター長・利根川進氏の研究グループ「理研‐MIT神経回路遺伝学研究センター」による「アルツハイマー病で記憶は失われていない可能性がある」というものです。

研究グループは、人と同様のアルツハイマー病モデルマウスと健常なマウスに、同時に「嫌な体験」をさせ、翌日に再び嫌な体験をさせる実験をしました。すると、健常なマウスには「すくむ」行動が見られたものの、アルツハイマー病モデルマウスには見られませんでした。健常なマウスの「すくむ」行動は、嫌な体験を記憶していたからであり、アルツハイマー病モデルマウスは記憶していなかったためと考えられます。

そこで、障害を起こしているアルツハイマー病モデルマウスの記憶エングラム細胞群に特殊な処理を施した後、青色光を照射して活性化させたうえで、同じ嫌な体験をさせたところ、「すくむ」行動が見られたのです。

この結果は、アルツハイマー病モデルマウスは、嫌な体験をしたのは覚えていた、つまり記憶を記銘・保持はできていたが、想起だけができなかった可能性があることを示しています。

「人の場合でも、アルツハイマー病の初期の患者さんの記憶は失われてしまっているのではなく、思いだせないだけかもしれない」と利根川氏は語っているとのことです。

今後のさらなる研究によって、人の失われた記憶も何らかの方法で復元でき、認知症治療につながる可能性を示す画期的な研究結果といえるかもしれません。

中核症状は元に戻らない

認知症の中核症状には、見当識障害、記憶障害以外にもさまざまな障害があります。

理解力や判断力が低下して、例えば、道を歩いていてここから先は危ないといった判断がつかなくなるのが「注意障害」、計画を立てたり根を詰めて物事を行ったりできないのが「集中障害」です。

今までできていたものができなくなる「失行」、正確に見たり聞いたり触ったり勉強したりできなくなる「失認」、言葉が出てこなくなったり相手の言うことが理解できなくなる「言語障害（失語）」といった症状もあらわれます。失行のうち、袖に足を入れてしまうなど間違った服の着方をする「着衣失行」はよく知られています。

こうした中核症状は、認知症が進行するにつれてさらに悪化し、すっかり元の状態に戻ることはありません。

日常生活でよく転ぶようになった、根気が続かなくなったといったさまざまな症状に周りの人が気づいたら、「だらしないよね」、「しっかりしなさい」などと責めたり叱《しか》ったりするのではなく、「これは、認知症の症状かもしれない」と疑って検査や画像診断を受けさせ、早期発見につなげるようにいつも心がけておくことが大切です。

認知症によく見られる症状──「周辺症状（BPSD）」

中核症状と並んで認知症の患者さんによく見られるのが「周辺症状（ＢＰＳＤ）」です。

それまで、認知症による多様な症状について医学的に統一した用語がなかったために、国際老年精神医学会が１９９６（平成８）年に命名したのが「認知症に伴う精神症状と行動障害（ＢＰＳＤ：behavioral and psychological symptoms of dementia）」で、これらをまとめて一般的に「周辺症状」と呼びます。

周辺症状には、大きく分けて「精神症状」と「行動障害」の二つがあります。

●精神症状——幻覚（幻視・幻聴）、不安・焦燥、妄想、うつ・抑うつなど
●行動障害——いわゆる徘徊、せん妄、排尿障害・尿失禁・便失禁、弄便《ろうべん》（不潔行為）、暴力・暴言、介護拒否、拒食・異食・過食、不眠・睡眠障害、帰宅願望など

これら周辺症状を引き起こす要因は、不適切なケア（ネグレクト〔無視、放棄〕や過干渉）、不適切なコミュニケーションや住宅環境、不適切な薬物の使用など多岐にわたり、患者さんのもともとの性格や個性によっても異なるため、対応がとても困難です。

そのために、在宅で介護にあたる家族がいつ終わるとも知れない過酷《かこく》な日々に追われ、介護うつに陥ったり、自殺や介護殺人にまで発展するケースも見られます。周辺症状があるために、病院や高齢者施設からは入院や入所（入居）を拒否されてしまうケースもあります。

ケアと薬の「最適化」で周辺症状が消える場合もある

ところが、患者さんの身体状態や心理状態をきちんと理解したうえで、周辺症状を引き起こす不適切な要因が「適切な対応」によって改善されると、症状が軽減したり消えたり

する場合があります。

適切な対応とは、「ケア（介護の工夫）の最適化」と「薬の最適化」です。

〈ケアの最適化〉

認知症に対する偏見や誤解に基づき、患者さんの心を無視し、ケアをする側の事情を最優先にしたご都合主義的な対応では、患者さんに不快、不安、怯《おび》え、不信感を抱かせ、生きていく意欲や将来への希望を失わせてしまいます。

「こちらの言うことを聞かない」、「こちらの思うように動かない」、「すぐに過激な行動に出る」、「理不尽なふるまい方をする」のは、患者さんがわざとやっているわけではなく、認知症の周辺症状がそうさせているのです。

そこを理解しないと、すぐにイライラが募り、腹を立て、脅すような強い態度に出るようになり、やがては患者さんとの関わりをやめてしまう「ネグレクト（無視、放棄）」につながりかねません。

ケアをする側のイライラは、間違いなく患者さんのイライラを呼びこみますから、気負わず焦らずリラックスする、いきなり用件を切りださずにまずは呼びかける、ゆっくりとした口調で伝わりやすいように話す、などが基本です。

認知症のケアでは、「主役」は患者さんであり、ケアをする側はあくまでも「サポーター」であるとわきまえることも必要です。

「患者さんが何を言いたいのか（言っているのか）」、「患者さんが何をしたいのか」、「患者さんが何を求めているのか」を察知し、理解し、もし間違っていても理屈で正したり叱ったりせずに、受容的な態度で接してみてはいかがでしょう。キーワードは、「患者さんが最優先」です。

このように、患者さんが快適・安心・信頼を感じ、生きる意欲や将来への希望をもってもらえるような関わり方をするのが、ケアの最適化です。

また、ケアの最適化を実現するには、日々の関わり方だけでなく、それにふさわしい環境（場所や場面）を新たにつくる（整える）ことも必要です。認知症の患者さんは、環境にも大きな影響を受けるからです。

周辺症状のなかの行動障害に、尿失禁・便失禁があります。トイレの位置もわからずにあちこちで排尿、排便をしてしまうわけですから、排泄ケアの最適化としては、排泄する場所（トイレ）の環境整備が必要になります。

具体的な方法として、

- 夜中でもトイレに行けるように電気をつけっぱなしにする
- トイレのドアはいつも開けておく
- 壁に目立つように貼《は》り紙をして、トイレの場所をわかりやすく知らせる
- トイレ内の立つ（座る）位置にテープを貼って目印にする
- 本人の排泄のパターン（食後すぐ、3時間おきなど）を知って家族が知らせる

などが考えられます。

私が在宅で診ている男性の患者さんで、「排泄ケアの最適化」によって失禁がなくなり、さらに認知症のほかの症状までもが改善して、自分1人で買いものにも行けるようになった例もあります。

周辺症状がなくなると、認知症がすっかり治ったと思われがちですが、認知症になってしまったのがまるで嘘であったかのように、「健常な状態に戻った＝認知症が完治した」

わけではありません。

それでも、ご家族にとっては、ケアの最適化の積み重ねが、大きな負担の軽減につながるのは間違いないでしょう。


〈薬の最適化〉


ケアの最適化と並んで、認知症の周辺症状を改善するためのもう一つの対応が、薬の最適化です。

今のところ、認知症にすぐ効く特効薬はまだありませんが、症状の改善や進行を遅らせる薬は、実際に多くの患者さんに処方されています。

ところが近年、認知症の薬物療法に不適切な問題が生じています。

それが、多量の薬を飲み続ける「多剤併用」であり、飲まれなかった薬が大量に捨てられる「残薬」の問題です。こうした薬の問題の最適化が急がれます。

ここでもっとも重要なのは、「ケアに頼りすぎず、薬に頼りすぎず」、ケアの最適化と薬の最適化がバランスよく行われることを目指さなければいけません。
薬の最適化については、次章で詳述します。

第3章　不適切な薬物療法が認知症をつくりだす

薬による治療に入る前に

インターネットの普及で、最近は認知症についてのさまざまな薬の専門知識が簡単に得られるようになりました。そのため、患者さん本人やご家族からも、「先生、○○という薬を出していただけませんか」と、薬名を指定されることがよくあります。

しかし、医師としてその要請に１００％はお応えできません。認知症の患者さんと向きあうにあたって、「はじめから薬による医療行為ありきではなく、生活支援ありき」が私の基本的なスタンスだからです。

『あなたの医療ほんとはやりすぎ? CHOOSING WISELY IN JAPAN—LESS IS MORE—』（徳田安春責任編集　尾島医学教育研究所　２０１４年）にも書かれていますが、認知症の治療にまず薬を使うのは賢明な選択ではない可能性があります。

まずは、患者さんを注意深く観察し、ＭＲＩによる画像診断もうまく利用して、できるだけ正確な認知症の診断を行う。そして、患者さんの尊厳を守りながら、ＱＯＬ（生活の質）、ＱＯＤ（死の質）をどのようにして向上させていくか、関わるスタッフがチームとなって、慎重に行っていかなければなりません。

認知症の治療に薬を用いる場合でも、70以上あるといわれる原因疾患のうちのどの可能性がもっとも高いかを判断しなくてはいけません。また2種類以上の疾患が合併していることも多いので、それを特定する「鑑別診断」を踏まえないと、どの薬が適切かはすぐに決められるものではありません。鑑別診断とは、患者さんの症状や所見がどのような疾患に由来しているものかを見極めようとする診断をいいます。

また、PTSD（心的外傷後ストレス障害）やせん妄などの症状がある場合には、薬を処方したためにかえって症状が悪化してしまう場合もありえます。様子を見てそれらがコントロールできるようになってから、処方は慎重に行うべきものです。

こうしたことは、患者さんやそのご家族にも冷静に理解していただき、私たち臨床医も薬の知識をもっともっと高めていかなければいけない問題でしょう。

診るほうも診られるほうも、時々刻々変わっていく生身の人間です。戦略をもって、できる限りの生活支援をしつつ、薬の精緻《せいち》な効果判定や評価を含めた薬物療法のサイクルをきちんと確立していくことが求められています。

認知症の完治につながる特効薬はない

ここからは、認知症の薬物療法の現状をみていきましょう。

薬物療法とは、外科的療法、物理療法（運動療法、電気療法、マッサージなど）、免疫療法（生体の免疫反応を使った治療法の総称）などと並ぶ病気の治療法の一つで、文字どおり「薬を使った治療法」を指します。

現時点で、発症したのが嘘だったかのように、認知症が完治（根治）する特効薬はないことは、くり返し述べてきました。

「これを飲んだら認知症がすっかり治った！」といったふれこみで、新薬やサプリメント、栄養素などが喧伝《けんでん》されています。それらを全否定するつもりはありませんが、認知症の薬に〝スペードのエース〟はありません。もしあれば、認知症治療のトップランナーの方々は、もうとっくに使っているはずです。

検査や治療に協力的でない患者さんが多いのも現実ですから、診断推論（51ページ）をきちんと立て、特定の疾患を推論（想定）して診断的治療を行います。

それで状態が日に見えてよくなれば間違いなくその疾患であると診断し、よくならなかったら別の疾患の検査や治療を試しながら最終的に診断を確定します。診断推論の精度をどう高めていくかが肝心で、やみくもな薬物治療は絶対にすべきではありません。

薬の治療データを積み重ね、チームによって冷静に評価する目を育てていかなければいけません。「よくなった」といっても、何がどうよくなったのか、ＱＯＬ（生活の質）なのか、ＱＯＤ（死の質）なのか、ＡＤＬ（activities of daily living：基本的日常生活動作）なのかを客観的にはっきりさせていかないと意味がありません。

認知症の中核症状を改善する薬

日本では、２０１６（平成28）年12月現在、アルツハイマー型認知症の患者さんに対して使われる医薬品（抗認知症薬）として、医薬品名「アリセプト®（成分名ドネペジル塩酸塩）」をはじめ、「レミニール®（同ガランタミン臭化水素酸塩）」、「リバスタッチ®／イクセロン®（同リバスチグミン）」、「メマリー®（同メマンチン塩酸塩）」が国内承認され、私も多くの患者さんに処方しています。

これらはすべて「アルツハイマー型認知症の症状や障害を改善（軽減）する、その進行を抑える（遅くする）」ための薬です。しかし、症状が改善しないという理由で服薬をやめてしまうと（服薬中断）、症状が急激に悪化してしまう場合があります。

それぞれどういう薬なのかを説明します。

■アリセプト®

販売は、エーザイ株式会社。１９９９（平成11）年10月に軽度および中等度アルツハイマー型認知症、２００７（平成19）年８月に高度アルツハイマー型認知症への適応承認。２０１４（平成26）年９月にレビー小体型認知症への追加承認を取得し（アルツハイマー型よりも少量処方）、国内外で高いシェアをもっています。

なお、レビー小体型認知症に対しては、今のところ、このアリセプト以外の後発医薬品（ジェネリック医薬品）の投与は認められていません。

当初は錠剤のみでしたが、今では細粒（粉状の薬）・口腔内崩壊錠（唾液または少量の水で溶ける錠剤、D錠）・内服ゼリー・ドライシロップといったタイプが登場しています。

用量は、1日1回3㎎から始めて次第に増量するという規定があります。個人差はありますが、12週間（約3カ月）程度で薬の効果があらわれます。症状が軽度のうちから服用を始めるとよいとされています。

薬価は、アリセプト錠3㎎203・5円／錠、アリセプト錠5㎎300・6円／錠、アリセプト錠10㎎537・4円／錠、アリセプト細粒0・5％286・6円／g、アリセプトD錠3㎎203・5円／錠、アリセプトD錠5㎎300・6円／錠、アリセプトD錠10㎎537・4円／錠、アリセプト内服ゼリー3㎎200・2円／個、アリセプト内服ゼリー5㎎306・7円／個、アリセプト内服ゼリー10㎎552・0円／個、アリセプトドライシロップ1％562・1円／g。

食欲減退・嘔吐・下痢・悪心《おしん》（むかつき）・不穏（行動や会話が混乱した興奮状態になる）などの副作用があります。

■レミニール®

販売は、ヤンセンファーマ株式会社・武田薬品工業株式会社。軽度および中等度のアルツハイマー型認知症への適応承認。日本では2011（平成23）年より発売されています。錠剤・口腔内崩壊錠（OD錠）・内用液の3種類があり、それぞれ1日2回内服します。

用量は、1日8mg（1回4mgを1日2回）から始めて、副作用がなければ4週間後に1日16mg（1回8mgを1日2回）に増量します。

薬価は、レミニール錠4mg107・1円／錠、レミニール錠8mg191・1円／錠、レミニール錠12mg241・6円／錠、レミニールOD錠4mg107・1円／錠、レミニールOD錠8mg191・1円／錠、レミニールOD錠12mg241・6円／錠、レミニール内用液4mg0・4％96・6円／mℓ。

吐き気・食欲低下・下痢・めまいなどの副作用があります。内服を中止・減量すると、認知症の症状が急激に悪化する場合があります。

■リバスタッチ®
販売は、小野薬品工業株式会社。2011（平成23）年7月発売。ノバルティスファーマ株式会社からは、同じ有効成分の「イクセロン®」が販売されています。軽度および中等度のアルツハイマー型認知症に適応承認されています。

抗認知症薬のなかで唯一の貼るタイプ（パッチ）で、1枚が4・5、9、13・5、18mgの4種類があり、有効成分の量が増えるほどパッチの面積が大きくなります。

1日1枚4・5mgから始めて、4週間ごとに大きいサイズに変えて18mgにして治療を続けます（2015［平成27］年8月には、9mgから始めて4週間後に18mgにする増量方法が認められました）。貼ったままでも入浴できます。

薬価は、リバスタッチパッチ／イクセロンパッチ4・5mg346・8円／枚、リバスタッチパッチ／イクセロンパッチ9mg390・5円／枚、リバスタッチパッチ／イクセロンパッチ13・5mg418・6円／枚、リバスタッチパッチ／イクセロンパッチ18mg439・7円／枚。

副作用として、かゆみや発赤《ほっせき》（炎症などで赤くなる）などの皮膚症状、吐き気などの消化器症状があります。副作用があらわれたらパッチをはがせば、薬の吸収は止まります。

■メマリー®

販売は、第一三共株式会社。２０１１（平成23）年６月発売。中等度および高度アルツハイマー型認知症への適応が承認され、初期アルツハイマー型認知症への効果は薄いといわれています。

錠剤と口腔内崩壊錠（ＯＤ錠）の２種類があります。

用量は、１日１回５㎎から始めて次第に増量し、４週間後に目標の維持量（最大で１日20㎎）にします。

薬価は、メマリー錠５㎎１３７・７円／錠、メマリー錠10㎎２４６・０円、メマリー錠20㎎４３９・７円／錠、メマリーＯＤ錠５㎎１３７・７円／錠、メマリーＯＤ錠10㎎２４６・０円／錠、メマリーＯＤ錠20㎎４３９・７円／錠。

副作用として飲み始めのめまい・頭痛・催眠・食欲不振（体重減少）・便秘・血圧上昇や、まれにけいれん・失神などの重篤な症状があらわれます。

いずれの薬価も、２０１６（平成28）年４月時点のものです。最新の薬価については「薬価サーチ」（http://yakka-search.com/）で検索できます。

薬の服用にあたっては、必ず医師・薬剤師の指示に従うようにします。特に認知症の患者さんは、副作用があっても自分から症状を訴えにくいので、周りの人が気をつけなければいけません。

これらの医薬品は、いずれもアルツハイマー型認知症の中核症状（69ページ）に対して、進行の抑制を意図して使われるものです。

また、中等度・高度のアルツハイマー型認知症に対しては、メマリーと、その他の医薬品のうちの一つを組みあわせて処方する場合もあります。

認知症の周辺症状を改善する向《こう》精神薬

いっぽう、認知症の周辺症状（74ページ）に対しては、「向精神薬」といわれるものが使われます。

向精神薬とは、脳などの中枢神経に作用して、精神機能（心の働き）に影響を及ぼす薬の総称です。抗精神病薬、抗うつ薬、抗てんかん薬（抗けいれん薬）、いわゆる睡眠薬といった種類があります。

周辺症状を改善するために処方されることが多い向精神薬ですが、特に高齢者にとっては、パーキンソニズムの症状（手足のふるえ、筋肉の固縮、緩慢な動作、小刻みな歩行）、消化器官や分泌活動の低下（口の渇き、便秘、排尿障害など）、その他眠気、血糖値上昇といった予想外の副作用が出やすいのが特徴です。

症状を見極めながら、患者さんの同意を得て薬の量が増えないように処方し、副作用が生じた場合にはすぐに服用を中止しなければならないものです。

最近では、周辺症状のうち、「精神症状」である幻覚（幻視・幻聴）や妄想、「行動障害」であるいわゆる徘徊、暴力・暴言に対しては、興奮を抑制するために、商品名「リスパダール®（成分名リスペリドン）」、「ジプレキサ®（同オランザピン）」、「セロクエル®（同クエチアピンフマル酸塩）」、「ルーラン®（同ペロスピロン塩酸塩水和物）」といった「非定型抗精神病薬」と呼ばれる薬剤が使われることが多いようです。

従来型の「定型抗精神病薬」よりも新しく、化学構造も作用特性も異なり、特に錐体《すいたい》外路症状（手足がふるえる、動作が鈍くなる、目が上を向いたままになる、舌が出たままになる、足がむずむずする、じっとしていられないなどの運動症状）と呼ばれる副作用が出にくいために、以前よりも長期にわたる服薬がいくらかしやすくなりました。

いずれにしても、向精神薬も含めて、医薬品は医師・薬剤師の処方に従って正しく服用されるべきものです。

薬物療法の不適切な問題──多量の薬を飲み続ける「多剤併用」

超高齢化社会での医療において、これからは内科的治療法の大部分を占める薬物治療の割合がさらに多くなっていくと予想され、薬をどう適正に使用するかが、ますます重要になってきます。

特に高齢者にとって、「有害な作用が生じる薬の服用（医薬品有害反応）」は、次の3つに分類されます。

①服薬する患者さんの過誤
②投薬する人の人為的な過誤
③薬自体の確率的有害反応（狭義の副作用）

①は、患者さん本人の問題です。服薬に対する理解が不十分であったり、薬剤の管理が

困難であったり（飲み忘れ・飲み間違い）、嚥下機能の低下などが挙げられます。

③は、「医薬品、医療機器等の品質、有効性及び安全性の確保等に関する法律」（略称は「医薬品医療機器等法」、「薬機法」。以前の「薬事法」）で規制する国や、医薬品を製造するメーカーに関する問題です。

ここで特に問題なのは、②の投薬する人の人為的な過誤（投薬過誤）です。

投薬過誤には、薬剤の取り違え・投与量のミス・投与の忘れ・投与経路や投与時間の間違いなどが含まれますが、なかでも医師が多量の薬を投与し、患者さんは医師の言うがままに薬を飲み続ける「多剤併用（多剤併用大量処方、多剤投与、多剤処方、多剤服用などともいいます）」について、私は以前から問題視してきました。

多剤併用について日本ではこれまで、特に精神科の領域で問題が指摘されていました。2004（平成16）年には、日本精神神経学会が、抗精神病薬の多剤併用が改善されない現状について言及しています。2009（平成21）年には、日本うつ病学会の「抗うつ薬の適正使用に関する委員会」が『SSRI／SNRI（注・抗うつ薬）を中心とした抗うつ薬適正使用に関する提言』を出し、抗うつ薬の副作用、リスク因子の可能性、処方する際の留意点、薬の使い方などについて注意を喚起しています。

アメリカでも、65歳以上の患者1人に4種類以上の薬が処方されることを「ポリファーマシー（polypharmacy）」といい、問題になっています。

しかしながら、認知症治療の領域で多剤併用の実態を調査したものは存在せず、私のように認知症の在宅医療を行う医師や、訪問看護師、薬剤師が協働してご自宅に出向き、あらためて多剤併用の多さに驚かされる日々が続いています。

認知症の症状は、本来ゆっくり進むものです。ところが、4年ほど前に、別の医師から紹介されたある患者さんの症状が急に進むのを見て、私は何か別の理由があるのではないかと疑いました。それが、多剤併用の影響だと判断するきっかけでした。

最近になって、多剤併用についての私の発言が雑誌や新聞などでも数多く取りあげられるようになり、その実態と問題点を知っていただく機会が増えたことは一歩前進ではないかと感じています。

多剤併用の何が問題か

認知症の患者さんにとって、中枢神経に作用する多剤併用が引き金となって起こるもっとも怖い症状は、「せん妄」です。

せん妄とは、意識障害によって頭が混乱し、幻覚、興奮による大声や暴力が見られる、急に落ち着かなくなる、自分の居場所がわからなくなるといった一時的な状態をいい、特に夜になって出るのを「夜間せん妄」ということがあります。

せん妄を引き起こすことのある薬物として、パーキンソン病治療薬、向精神薬（抗不安薬・抗うつ薬・気分安定薬）、睡眠薬（バルビツール酸系・非バルビツール系・ベンゾジアゼピン系）、消化性潰瘍治療薬、副腎皮質ステロイド・甲状腺疾患治療薬、降圧剤・循環器病薬、循環器・代謝改善薬、気管支拡張薬、抗がん剤、抗結核薬、インターフェロン製剤、総合感冒薬などが挙げられます。

せん妄に対して、医師はベンゾジアゼピン系の抗不安薬や睡眠薬を投与する場合がよくあります。

実はこの系統の医薬品は、薬の分解能力が落ちた高齢者にはふさわしくない薬物として「高齢者に対して特に慎重な投与を要する薬物のリスト」（日本老年医学会、2005［平成17］年）に掲載され、そこではせん妄に対して効果はなく、脱水症状や筋力の低下につながると指摘されています。

脱水症状になれば、またせん妄が起きやすくなるという悪循環で、筋力が低下すれば、ふらつきや転倒、脱水症状や熱中症のリスクも高まります。

せん妄に効果のない薬の投与は、投薬過誤のうちの薬剤の取り違えにもあたります。ですから、ふだんから薬の投与は慎重に行い、せん妄をできるだけ起こさないようにしなければなりません。

多剤併用はなぜ起こるのか

では、せん妄や転倒などの有害事象につながる多剤併用が、なぜこれほどまでに多く見られるようになったのでしょうか。

患者さんの側にも医師の側にも共通して、「薬は、1症状について1剤出すもの」といった固定観念があります。

秋下雅弘先生（東京大学医学部附属病院老年病科）は2003（平成15）年に、大学病院老年病科5施設（東京大学、杏林大学、名古屋大学、京都大学、金沢医科大学）において「外来患者の保有疾患数と処方薬剤数の加齢変化」の調査をしています。それによれば、75～79歳の患者には、平均して3・5種類の疾患があり、5種類の薬が処方されているということです。

例えば、糖尿病などの持病の薬に加えて、血圧が高いからと内科から降圧剤が処方され、膝《ひざ》が痛いからと整形外科から痛みどめが処方され、湿疹ができたからと皮膚科からかゆみどめが処方され、目が疲れるからと眼科から点眼薬が処方される……。

このように、一つの病院でも疾患ごとに診療科を回っていると、科ごとに薬が処方され、しかも病院によっては、各科の医師がほかの科でどのような薬が処方されているかを知らないために、薬の量はどうしても増えてしまいます。

患者さんの側にしてみれば、それぞれの医師から「これを飲みなさい」と言われれば、黙って従うしかありません。

それに患者さんは不安ですから、些細なことでも気になる症状があると、あれこれ医師に訴えます。それなのに何も処方されないと、大事なものを渡されず、手ぶらで病院を出てしまったような感覚に陥る人もいるかもしれません。

症状を訴えられれば、医師はそれを信じて薬を出さざるをえず、患者さんも薬をたくさん飲んでいれば安心してしまう、薬が「気持ちの免罪符」のようなところがあります。

しかもこれまで、薬が多ければ多いほど、転倒のリスクをはじめとした有害事象が増える事実は、ほとんど知られていませんでした。

特に認知症の患者さんの場合、薬の管理は本人ではなくその家族が行うケースがほとんどですが、それでも、きちんと服用されていないことがあまりにも多く見受けられます。1回に20種類近くの薬を、毎日2～3回、その都度飲み続けること自体、そもそも無理な話です。

「薬はきちんと飲んでいますか」と尋ねると、必ず「飲んでいます」と言うのですが、実は飲んでいない。薬は飲まなければ効くわけもなく、ひたすら溜まっていくだけです。それが「残薬」（116ページ）という問題につながります。

医師の指示による薬の服用が規則正しく守られていることを「コンプライアンス(compliance)」、守られていないことを「ノンコンプライアンス」といいます。企業活動の「法令遵守」を意味する「コンプライアンス」は、薬の世界でも「服薬遵守」という意味で使われています。

近年は、「コンプライアンス」から、規則などの厳守・忠誠・固執などを意味する「アドヒアランス(adherence)」という言葉に変わりつつあります。治療の方針を決めるにあたっては、患者さん自身も積極的に参加し、病気を理解し、その決定に沿って主体的に治療を受けることによって、より高い治療効果が期待できるとされています。

そこでは私たち医師が、「薬をたくさん飲めばいいというものではなく、薬の量だけが増えてもメリットは何一つありません。飲みあわせが悪ければ、かえって副作用が出てしまいますよ」とくり返し強く言っていかなければいけません。

患者さんもご家族も、必要最小限の薬でその効果を上げるのが大事であるという認識をもつことが大事です。

双方が薬に対する認識を変えなければ、多剤併用の問題は改善されないでしょう。

多剤併用にいたった医師の事情

多剤併用にいたった事情は、もちろん医師の側にもあります。

よくいわれるのが、「3時間待ちの3分診療」です。患者さんは待合室で延々と順番を待ちますが、やっと診察の時間となっても医師はほとんど患者さんの顔も見ずに話を聞くだけ。聴診器も当てず、デスクのパソコン画面を見つめたままデータを入力して、わずかな時間で終了してしまいます。

このように診察の回転を早くして、少しでも多くの患者さんを診なければ、医療行為の対価として受け取る診療報酬は増えません。それでは病院（医院）の経営が成り立たないという事情から、「薬さえ出しておけば、診療したことになる」といった安易な発想が垣《かい》間《ま》見えます。

カウンセリングを重視しようと思えば、診療はたった3分で終わるはずはなく、その分1日に診る患者さんの数は限られ、診療報酬が減れば病院経営に影響が出る。そうしたジレンマに悩む医師もたくさんいるでしょう。

しかも、専門分化が進むなかで、自分の専門以外の病気に対する知識が乏しいために、薬のガイドブックに書かれている標準治療のガイドラインに沿って処方してしまう傾向も少なからずあるようです。

ガイドラインに沿っていれば、薬の副作用などで患者さんが重篤な状態になったとしても、医療ミスとして訴えられるのは、まずはその薬を製造した製薬会社です。医師は何も処方しないで「手抜きをした」と責任を追及されることはないのです。

薬の知識をはじめとして、専門以外の病気、特に認知症に関しては「老年医学」について医師がもっと勉強していかないと患者さんを総合的に診ることはできず、いつまでも薬漬《づ》けの状態が続いてしまうでしょう。

アメリカでは、非営利組織であるＡＢＩＭ財団（The ABIM Foundation：米国内科専門医認定機構財団）が中心となって複数の学会に呼びかけ、「賢明な選択（Choosing Wisely）」と呼ばれる無駄な医療を撲滅する運動が始まっています。

無駄な医療として挙げられる項目数は２００を超えます。例えば、

●成人の慢性不眠症に対して睡眠薬が中心の治療は避けて認知行動療法から始め、必要で

あれば補助療法を検討する（アメリカ睡眠学会）

- 抗精神病薬は安易に処方しない（アメリカ精神医学会）
- 平均余命が10年以下の成人のがん検診は不要である（アメリカ一般内科学会）
- 自覚症状のない成人の定期的な健康診断は不要である（アメリカ一般内科学会）

などが挙げられます。

アメリカで無駄とされる医療や検査のリストは、インターネットでも公表されていますが、日本ではまだまだその多くが実施されているのが実情です。

無駄な医療を撲滅（過剰診療を抑制）する運動の背景には、高騰する医療費を抑制する意図がありますが、それはアメリカに限ったことではありません。国民医療費（医療機関などで保険診療の対象となりうる傷病の治療に要した費用の推計）が増え続け、40兆８０７１億円にも達した日本でも緊急の課題です（２０１４〔平成26〕年度、厚生労働省）。

「賢明な選択」は日本でも、患者さんにとっては治療や予防の選択肢を考えるうえでおいに参考になります。私たち現場の医師が、「治験（臨床試験）」という現場に即したかたちで声を上げ、「医療の見える化」を積極的に推し進めていかなければいけません。

「6種類以上」が多剤併用の目安

では、どのくらいの量の薬を服用すると、多剤併用として高齢者に薬物の「有害事象」が及ぼされるのでしょうか。

薬物の有害事象とは、「薬物が投与された患者に生じたあらゆる好ましくない、意図しない兆候・症状・病気を指し、薬物との因果関係がはっきりしないものも含む」（公益社団法人日本薬学会）とされています。

東京大学医学部附属病院老年病科（秋下雅弘教授、小島太郎助教）の研究報告によれば、東大病院老年病科の入院患者2412名を解析した結果、1回あたり6〜7種類以上の薬を飲んでいる人は、4〜5種類以下の人に比べて有害な作用が出現する率（頻度）は急速に高まります。

また、転倒の発生頻度についても、東京都内の診療所に通院する患者165名を解析した結果、5〜6種類以上の薬を飲んでいる人は、3〜4種類以下の人に比べて頻度が2倍以上と、大幅にリスクが増えることがわかりました（Kojima T, Akishita M, et al. *Geriatr*

Gerontol Int, 2012)。

言い換えれば、6種類以上の薬の服用が多剤併用の目安であり、すぐにでも薬の整理をして5種類以下に減らすべきであるといえます。

多剤併用を中止したら症状が改善した

今もなお、積み重なる薬の袋と日々「苦闘」しているようでしたら、まずは薬剤師に相談して、必要であれば医師に連絡してもらうかたちで薬の量を減らす方法がおすすめです。今は、薬剤師がそのための重要な役割を担うようになりました（126ページ）。

事実、私が在宅医療に関わった患者さんで、多剤併用の中止によって認知症の症状が改善したケースがあります。ご紹介しましょう。

ケース① 怒りっぽい症状がすっかり改善　Wさん　87歳　男性

● 病状：高度アルツハイマー型認知症、高血圧症、多発性脳梗塞、薬剤性パーキンソン症候群、変形性膝関節症

●処方薬数：17種類→6種類（うち2剤は頓服《とんぷく》）
●要介護度：要介護3→要介護2

高度アルツハイマー型認知症のWさんをはじめて往診したときのことです。Wさんは奥さんと2人暮らしでした。

テーブルの上に無造作に置かれた大きな袋。何だろうと気になってなかをのぞいてみたところ、医師から処方された薬の山でした。調べてみると、Wさん1人のために、なんと17種類もの薬が処方されていたのでした。奥さんによれば、多いときは20種類を超え、1回に飲む薬の量は手のひら1杯分にもなったそうです。

それにしてもなぜ17種類もの薬を、毎日朝・昼・晩と寝る前に、何年も飲むようになってしまったのでしょうか。

その答えは、簡単です。病気（症状）ごとに薬が処方されたからです。眠れないからといって薬、めまいがするからといって薬、血圧が高いからといって薬……。特に高齢になれば多くの病気を抱えるようになり、病気ごとに薬が処方されれば、自ずと薬の種類も量

ケース① Wさんの処方薬

処方薬・削減前		
ハルナール®D錠0.2mg	朝食後	1錠
リポバス®錠5	朝食後	1錠
大建中湯エキス顆粒	毎食後	7.5g
抑肝散エキス顆粒	毎食後	7.5g
ガスモチン®錠5mg	毎食後	3錠
ガスコン®錠40mg	毎食後	6錠
エビプロスタット®配合錠DB	毎食後	3錠
アムロジピン錠5mg	朝夕食後	2錠
チバセン®錠5mg	朝夕食後	2錠
グラマリール®錠25mg	朝夕食後	2錠
ロルカム®錠4mg	朝夕食後	2錠
ニセルゴリン®錠5mg	朝夕食後	2錠
メチコバール®錠500μg	朝夕食後	3錠
カイロック®細粒40%	朝夕食後	0.6g
マーズレン®S配合顆粒	朝夕食後	3g
アーチスト®錠10mg	夕食後	1錠
デパス®錠0.5mg	就寝前	1錠

処方薬・削減後（処方を一元化）		
メマリー®錠10mg	夕食後	1錠
アイミクス®配合錠HD	夕食後	1錠
カルデナリン®錠0.5mg	夕食後	1錠
テトラミド®錠10mg	夕食後	1錠
リスペリドン錠0.5mg	不穏時	1錠
アモバン®錠7.5mg	不眠時	1錠

も多くならざるをえません。

それまで、子ども2人を叱ったことがなかったほど穏やかだったWさんは、薬を飲めば飲むほど大きく変わり、とても怒りっぽくなったそうです。奥さんの腰の骨が折れるまで杖で殴ったり、ショートステイで大暴れをしたり、電動カートで隣町まで行ってしまったり……。夜中に大声で歌う、手拍子を打つといった夜間せん妄の症状も出ていました。

奥さんがその事実を医師に話

すと、今度は何種類もの抗精神病薬が処方され、さらに薬漬けが進みました。気になって「薬の量、ちょっと多すぎるのではないでしょうか」とその医師に言っても、「薬をこれだけたくさん飲んでいるから元気なんだよ」と言われる始末だったそうです。

私はこの話を聞き、同じ医師として、正直耳を疑いました。

そこで、それまでの薬をすべてやめて新しく6種類に整理し、服薬を夕食後1回に調節しました。

すると、その日から夜中に起きなくなり、翌日には怒りっぽい症状が改善されたのです。いわゆる徘徊もなくなり、デイサービスにも通えるようになり、大好きな民謡を歌ったり、尺八を吹くこともできるようになりました。

処方薬の整理によって、薬価は1日約700円、年間で約25万円も削減できました。

実はこのWさん、私がこれまで在宅で診たなかで、もっとも多くの薬を処方され、「薬漬けの犠牲者」ともいえる患者さんでした。

ケース② ほとんど寝たきりが、つかまって歩き回れるように　Hさん　84歳　女性

ケース② Hさんの処方薬

処方薬・削減前

医療機関

A	六君子湯エキス顆粒	毎食後	7.5g
A	アリセプト®D錠5mg	朝食後	1錠
A	ランソプラゾールOD錠15mg	朝食後	1錠
A	セロクエル®100mg錠	夕就寝前	4錠
A	セロクエル®25mg錠	不眠時7回分	2錠
A	レンドルミン®D錠0.25mg	就寝前	1錠
A	ロゼレム®錠8mg	就寝前	1錠
B	アダラート®CR錠20mg	朝食後	1錠
B	ムコスタ®錠100mg	朝夕食後	2錠
B	マイスリー®錠5mg	就寝前	1錠
B	アクトネル®錠17.5mg	1週間に1回	1錠
C	マグミット®錠250mg	毎食後	3錠
C	ハルシオン®0.125mg錠	不眠時7回分	1錠

処方薬・削減後（処方を一元化）

アダラート®CR錠20mg	朝食後	1錠
ランソプラゾールOD錠15mg	朝食後	1錠
アルダクトン®A錠25mg	朝食後	1錠
マグミット®錠500mg	夕食後	1錠
テトラミド®錠10mg	夕食後	2錠
レクサプロ®錠10mg	夕食後	1錠
テトラミド®錠10mg	就寝前	1錠

- 病状：うつ状態、高血圧症、便秘症、十二指腸潰瘍、不眠症
- 処方薬数：13種類→7種類
- 要介護度：要介護4→要介護3

食欲不振や不眠により入退院をくり返し、3つの医療機関を受診していましたが、暑い季節でもないのに脱水状態で意識もうろうとなり救急搬送されたHさん。入院中に要介護4と判定され、「退院しても、寝たきりになる可能性がありますよ」と病院の医師から告げられていました。

退院してすぐに私がHさんを在宅で診

ることになり、3つの医療機関から処方された13種類もの薬を長年飲み続けている事実を知って驚きました。高血圧の薬だけでも4種類、それに認知症の薬、痛風の薬、肝機能障害の薬、痛みどめ……。

「ほとんど寝たきりなのは、ただHさんの身体が衰弱しただけではなく、この多すぎる薬が原因なのかもしれない」

そう疑った私は、すぐにHさんの薬の整理に取りかかり、血液検査の結果、これは不要と判断した薬はやめて7種類にまで減らしました。

薬を減らしてかえって悪くなった症状は一つもなく、入院する必要もなくなりました。不要な薬の服用が身体の不調をもたらしていたことは間違いありませんでした。

処方薬の整理によって、薬価は1日約1300円、年間約47万円も削減できました。

2、3カ月のうちにHさんは元気を取り戻し、食欲が出てきました。さらには自力で立ちあがり、手すりや壁につかまって家のなかを歩き回り、階段の上り下りまでできるようになりました。

多すぎる薬は、副作用をもたらすだけでなく、必要な薬を飲み忘れてしまう重大な問題につながるために、薬の整理と家族など周りの人による薬の管理の大切さがあらためてわかるケースです。

ケース③　処方する薬数を減らしたら生活の質が向上

Aさん　74歳　女性

- 病状：パニック障害、Ⅱ型糖尿病、高血圧症、狭心症、心身症、自律神経失調症
- 処方薬数：17種類→7種類
- 要介護度：要支援1→要支援1

ケース③　Aさんの処方薬

処方薬・削減前		
アイトロール®錠20mg	朝食後	1錠
カルスロット®錠10	朝食後	1錠
テノーミン®錠25	朝食後	1錠
ブロプレス®錠2	朝食後	1錠
バイアスピリン®錠100mg	朝食後	1錠
エディロール®カプセル0.75μg	夕食後	1CP
ドグマチール®錠50mg	夕食後	1錠
リピトール®錠5mg	夕食後	1錠
プルゼニド®錠12mg	夕食後	2錠
レクサプロ®錠10mg	夕食後	1錠
シグマート®錠2.5mg	就寝前	2錠
ハルシオン®0.125mg錠	就寝前	1錠
アマリール®1mg錠	朝夕食後	4錠
ソラナックス®0.4mg錠	朝夕食後	1錠
ベイスン®OD錠0.3	毎食直前	3錠
モーラステープ®(20mg)		35枚
ランタス®注ソロスター®(300単位)		3キット
BDマイクロファインプラスTM		70本

処方薬・削減後（処方を一元化）		
アイトロール®錠20mg	朝食後	1錠
ブロプレス®錠2	朝食後	0.5錠
バイアスピリン®錠100mg	朝食後	1錠
リオベル®配合錠HD	朝食後	1錠
テトラミド®錠10mg	夕食後	1錠
ソラナックス®0.4mg錠	夕・就寝前	1錠
リカルボン®錠50mg	起床時・4週間に1回	1錠

要介護認定では要支援1だったために訪問看護は受けていなかったAさんですが、訪問調剤によって、驚くことに17種類もの薬を処方されていました。それを、私が診るようになって7種類にまで減らし、糖尿病治療のためのインスリン注射までも削減の対象にしました。

すると、めまいやふらつきがなくなり、何の心配もなく買いものにも行けるようになり、AさんのQOL（生活の質）は著しく向上しました。

処方薬の整理によって、薬価は1日約650円、年間約24万円削減できました。

薬数を削減するにはパターンがある

処方薬を削減した場合、QOL（生活の質）やADL（基本的日常生活動作）がどのように変化したかを、私が理事長を務める「たかせクリニック」が調査しまとめた結果が、113ページの表です。

対象は、2011（平成23）年1～7月に私が在宅医療を始め、ケース①～③でもご紹

処方薬を削減した場合のQOL、ADLの変化

	薬剤（種類）前→後	1日分の薬価差額（円）	QOL評価 前→後	QOL差	ADL評価（点）前→後	ADL差	要介護度 前→後
Wさん	17→6	704	0.536→0.598	0.062	60→60	0	要介護3→要介護2
Hさん	13→7	1,298	0.589→0.774	0.185	90→90	0	要介護4→要介護3
Aさん	17→7	649	0.607→0.750	0.143	100→100	0	要支援1→要支援1

出典：『地域包括ケアにおける医薬品適正使用に関する研究ー高齢者において処方薬の削減によりQOL（生活の質）が上昇した事例』髙瀬義昌・笹田美和・榊原幹夫・五十嵐中・亀井浩行・小山恵子（老年精神医学雑誌 第25巻第12号［2014.12］別刷）

介したWさん、Hさん、Aさんの3人で、文書により、本人とご家族の自発的な同意を得たうえで行ったものです。

評価の方法として、QOL（生活の質）は、包括的な評価尺度（日本語版EQ－5D）を用い、換算した効用値では「完全な健康」を1、「死」を0と規定しています。

ADL（基本的日常生活動作）は、基本的生活動作調査票を用い、総合点数が100点の場合は完全な自立、40点以下はほぼすべての項目で介助が必要という目安になっています。

いずれも、削減前と削減3カ月後の評価を、数値であらわしています。

これを見ると、高齢になると薬の分解能力が落ち、効かなくなるケースがあるにもかかわらず、漫然と処方されていたことがわかります。

といって、医師としては、単純に薬剤の量を減らせばそれで済むわけではなく、患者さん個々の病態、生活環境、意思などを考慮して優先順位をつける必要があります。

そこで、患者さんにはもう一度きちんとした検査を受けていただき、不要と判断した薬は抜いていきます。

大切なのは、薬を抜いた後にさらにもう一度検査をして、問題が生じていないかを確認することです。

患者さんのさまざまな症状が、中核症状によるものなのか、周辺症状によるものなのかの判断はつきにくいものです。そこでまずは周辺症状をターゲットにして、いろいろな薬を使って症状の緩和を試してみるわけです。

減薬などによって徐々に周辺症状が改善されると、残るのは中核症状です。抗認知症薬（85ページ）のうちどの薬を処方するかが絞りこみやすくなるので、その薬を2、3カ月使ってみて評価するのが安全な方法です。

新しい薬も次から次へと開発されていて、私も日々、薬の勉強を重ねています。

減薬するためには、次のような工夫もしています。

①複数の医療機関からの処方薬を、一つの医療機関からのものに絞る。
②配合薬（異なる薬効をもった成分を一つの薬に配合した薬）を用いて、服用する回数を1日3回から2回、できれば1回に減らす。
③飲みやすくするために口腔内崩壊錠（速崩性錠剤《そくほう》。溶けやすく、口腔内で唾液や少量の水で崩壊する。誤嚥《ごえん》を起こしにくい）や貼付剤《てんぷ》（皮膚に貼る薬）を活用する。

その結果、113ページの表のようにADL（基本的日常生活動作）評価には変化はなかったものの、QOL（生活の質）評価、要介護度に明らかに改善が見られ、1日分の薬価も削減できました。

不適切な薬物治療が病気をつくりだす

今回の調査結果では、本人やそのご家族、医師が、処方薬数を削減してもQOL（生活の質）の向上を実感できたことが示されています。ただし、こうした結果は、処方薬数の削減のみがもたらしたものではなく、患者さんを取り巻く人々によるケアの向上も影響していることはいうまでもありません。

薬の量が多すぎて思わぬ副作用が生じたり、本当に必要な薬がきちんと飲まれず、薬の効果が見られなかった場合もあるために、医師や薬剤師による一刻も早い薬の整理と、家族などによる服薬の適切な管理（見守り）がとても大切です。

病気を治療するはずの医療が不適切であったり、見境もなく処方された薬の量やその副作用などによって、かえって病気をつくりだしてしまう「医原病」は、認知症でも十分に起こりうるものであり、こんな不幸なことはありません。

不適切な薬物治療によって、認知症がつくりだされてしまうことも、決してまれではないのです。

処方薬数の削減にあたって、医師、訪問看護師、薬剤師、介護職などが連携し、多職種が協働でチームとしてQOL（生活の質）・ADL（基本的日常生活動作）の維持・向上に関与する「チーム・モニタリング」（52ページ）が、今後ますます重要になってきます。

年間1兆円の「残薬」が捨てられている

飲み忘れ薬剤費の粗推計

項　目	
① 75歳以上の患者の月間薬剤費（薬局）	73,879,289千円
② 75歳以上の患者の月間薬剤費（病院・入院外・院内処方）	41,252,048千円
③ 飲み忘れの可能性があるが訪問していない患者の割合（薬局）	14.7%
④ 飲み忘れの可能性があるが訪問していない患者の割合（病院）	7.3%
⑤ ③の薬剤費［＝①×③］	10,860,255千円
⑥ ④の薬剤費［＝②×④］	3,011,400千円
⑦ 飲み忘れ等の薬剤費の占める割合（薬局）	32.1%
⑧ 飲み忘れ等の薬剤費の占める割合（病院）	15.6%
⑨ 飲み残し薬剤費［＝（⑤×⑦＋⑥×⑧）×12カ月］ ※年間薬剤費の粗推計値	47,471,044千円

出典：『後期高齢者の服薬における問題と薬剤師の在宅患者訪問薬剤管理指導ならびに居宅療養管理指導の効果に関する調査研究報告書』社団法人日本薬剤師会（平成20［2008］年3月）

不適切な薬物治療は、多剤併用に限ったことではありません。

処方されても、実際には飲み残しや飲み忘れによって服用されず、そのまま捨てられてしまう「残薬（怠薬）」の問題が、近年クローズアップされています。

私自身、最近、179日分、約5000錠もの薬が服用されずに放置されている患者さんを診たばかりです。有料で処方された6カ月分の薬が、ゴミとして捨てられてしまうのです。

厚生労働省が、残薬を有する患者さんがどのくらいいるかを薬局で調べたところ、「頻繁にいる」が17・1%、「ときどきいる」が

73・2%と、あわせて90%を超えました。

さらに、医薬品が余った経験があるかを患者さんに尋ねたところ、「大量に余ったことがある」が4・7%、「余ったことがある」が50・9%と、あわせて半数を超えました（平成25［2013］年度厚生労働省保険局医療課委託調査『薬局の機能に係る実態調査』［速報値］）。

2007（平成19）年、日本薬剤師会が在宅患者812人（平均年齢80歳）を調査したところ、患者の4割超に残薬が見られ、その金額は1人1カ月あたり約3220円に相当します。

これは、処方された薬全体の約24%にものぼり、厚生労働省による75歳以上の患者の薬剤費から推計すると、年総額は474億7104万4000円にもなるとされています（117ページの表）。

この約475億円という金額は、実は患者が家で服用するために処方されたものの捨てられてしまう「家庭内残薬」の分です。これとは別に、医療機関で捨てられる「院内残薬」の金額は、全国の病院で年間1000億円以上ともいわれています。

いずれの金額もおそらくは氷山の一角で、実際にはあわせて年間1兆円近くにもなるのではないかと私は疑っています。これだけのお金が無駄に消えてしまっているのは、3分治療の弊害、国民皆保険の影の部分で、本当に許しがたい話です。

しかしこれは、患者さんを責めるべき問題ではありません。自分で自分の薬の管理がきちんとできないのは、こと認知症の患者さんについていえば、やむをえません。また、医師を責めて解決する問題でもないでしょう。

残薬をゼロにするにはシステムを最適化するのが大切で、そのために医師や看護師、薬剤師などが全員で知恵を出していくしかありません。公衆衛生や保健活動のなかで見ていかなければいけない点もあります。

〝指揮者のいないオーケストラ〟の現状

NHKのテレビ番組「総合診療医ドクターG」に出演されている徳田安春先生（独立行政法人地域医療機能推進機構［JCHO］本部およびJCHO東京城東病院顧問）によれば、アメリカでは、薬の最終処方の責任を病院がきちんと取り、残薬を出さないシステムがつくられているそうです。

徳田先生は、一つの病気に特化して診るのではなく、すべての病気について考えつつ、全人的に医療を施すのが臨床医学のあるべき姿であるという「総合内科」の考え方を実践している方です。

しかし、日本では、診察した医師が病気に応じて個別に薬を処方していて、ほかにどんな薬を飲んでいるかを総合的にチェックする機能がまだまだないのが現状です。大雑把にいえば、〝指揮者のいないオーケストラ〟の状態といえるかもしれません。

例えば、糖尿病と高血圧を併発しているときはどうするかについての処方のガイドラインも、学会ごとに異なっている状態です。本来、患者さんのライフスタイルに合った処方を、きちんと責任をもって指揮する役割を担う人がいなければいけないにもかかわらず、です。

その役割を担うのに最適なのは、私のような在宅医療を中心とする医師なのかもしれません。今では、お薬手帳もさまざまなかたちで電子化されていますので、それをもっと活用するのも一つの方法でしょう。

〝指揮者のいないオーケストラ〟といわれる現状を打開することは、可及的速やかに進めていかなければいけない問題です。厚生労働省も、急激な少子高齢化、医療技術の進歩など医療を取り巻く環境が大きく変化するなかで、２０３５年を見据えた保健医療政策のビジョンとその道筋を示す「保健医療２０３５」を策定するなど、喫緊の重要な問題として認識しています。悠長なことは言っていられない、本当に待ったなしの状況であることは間違いありません。

私のように、草の根的な在宅医療の活動をしているからこそ、多剤併用や残薬という問題も見えてきました。家族も気づいているはずなのに、こんなにひどいことがこれまで看過されてきたのです。私はこういう状況に正直しびれを切らしています。

薬の量が多いと感じたら

不適切な多剤併用・長期投薬を減らして残薬を解消することを目指して、医療機関の診療報酬と薬局の調剤報酬を見直すかたちでの取り組みも行われています。

医療機関の場合、入院前に6種類以上だった薬を退院時に2種類以上減らせたら、診療報酬を250点加算する評価が新設されました。

薬局の場合、外来患者の処方内容を処方医に照会して減薬したら評価を20点から30点に引きあげ、在宅患者に対しての減薬の評価（30点）も新設されました。

例えば福岡市では、福岡市薬剤師会と九州大学が共同で、2012（平成24）年から「節薬バッグ運動」を推進しています。

配布した専用のバッグに、患者さんが残薬を入れて持参したときに、薬局では残薬の量や使用期限を確認してから医師に相談し、使える分は差し引いて処方するなど残薬を有効活用して薬代の削減につなげようというものです。こうした薬局の管理業務に対しては、185点加算の評価が設けられています。

この節薬バッグ運動では、わずか3カ月で、252人の患者さんから残薬70万円分が削減できたばかりではなく、バッグ一つが患者さんと薬剤師とのコミュニケーションアップに大きな役割を果たしたそうです（『週刊朝日』2016［平成28］年3月11日号）。

もう一つ、薬局薬剤師による高齢者薬物治療適正化研究グループが、日本薬剤師会の支援を受けて行っている「ブラウンバッグ運動」があります。1990年代、アメリカで茶色の紙袋がこの運動に使われたことからこう名づけられました。

日常的に服用している薬やサプリメントなどを紙袋に入れて薬局に持参し、そこで薬剤師が副作用や相互作用などをチェックし、問題があれば適切な服薬指導を無料で行うものです（http://plaza.umin.ac.jp/~brownbag/index.html）。

もし、服用している薬の量がとても多いと感じたら、薬の量を減らすように努めてはいかがでしょうか。ただし、自分で勝手に薬の量を減らすのだけはおやめください。とても危険です。

そのときはまず、地域の薬局の薬剤師に相談し、必要であればそこから医師に連絡をとってもらう方法をおすすめします。

日本薬剤師会の山本信夫会長は、２０１４（平成26）年12月に東京都内で開かれた「医療フォーラム」で講演し、「後発医薬品の使用促進よりも残薬の解消のほうが経済効果は大きく、残薬の確認と適正使用の確保は、薬剤師がこれからの地域医療で果たすもっとも重要な役割である」といった趣旨の認識を示しています。

その意味でも、このようなバッグを使った運動は、とてもいい取り組みではないでしょうか。

最適な服薬管理にはチームの力が必要

薬を処方された患者さんによって、病状も、薬の効き方も、副作用の出方も個人差があり、時間をおかないと見えてこないところがあります。

特に認知症の患者さんの場合、自分の症状や薬を服用した後の変化を的確に医師に伝えられないために、最適な薬の種類や量を一度で決めるのはむずかしく、「見込み処方」をせざるをえません。

しかし、もっとも知りたいのは、「薬を服用したら、その患者さんにどのような変化があったか」という情報です。患者さんのQOL（生活の質）・QOD（死の質）・ADL（基本的日常生活動作）の向上を目指して最適な服薬管理をするためには、医師が患者さんと1対1で対応するやり方には限界があります。

患者さんとそのご家族を中心にして、医師、訪問看護師、薬剤師、理学療法士、作業療法士などの医療職と、ケアマネジャーや介護福祉士などの介護職がチームを組み、各職種

チーム・モニタリングによる医薬品の適正使用の例

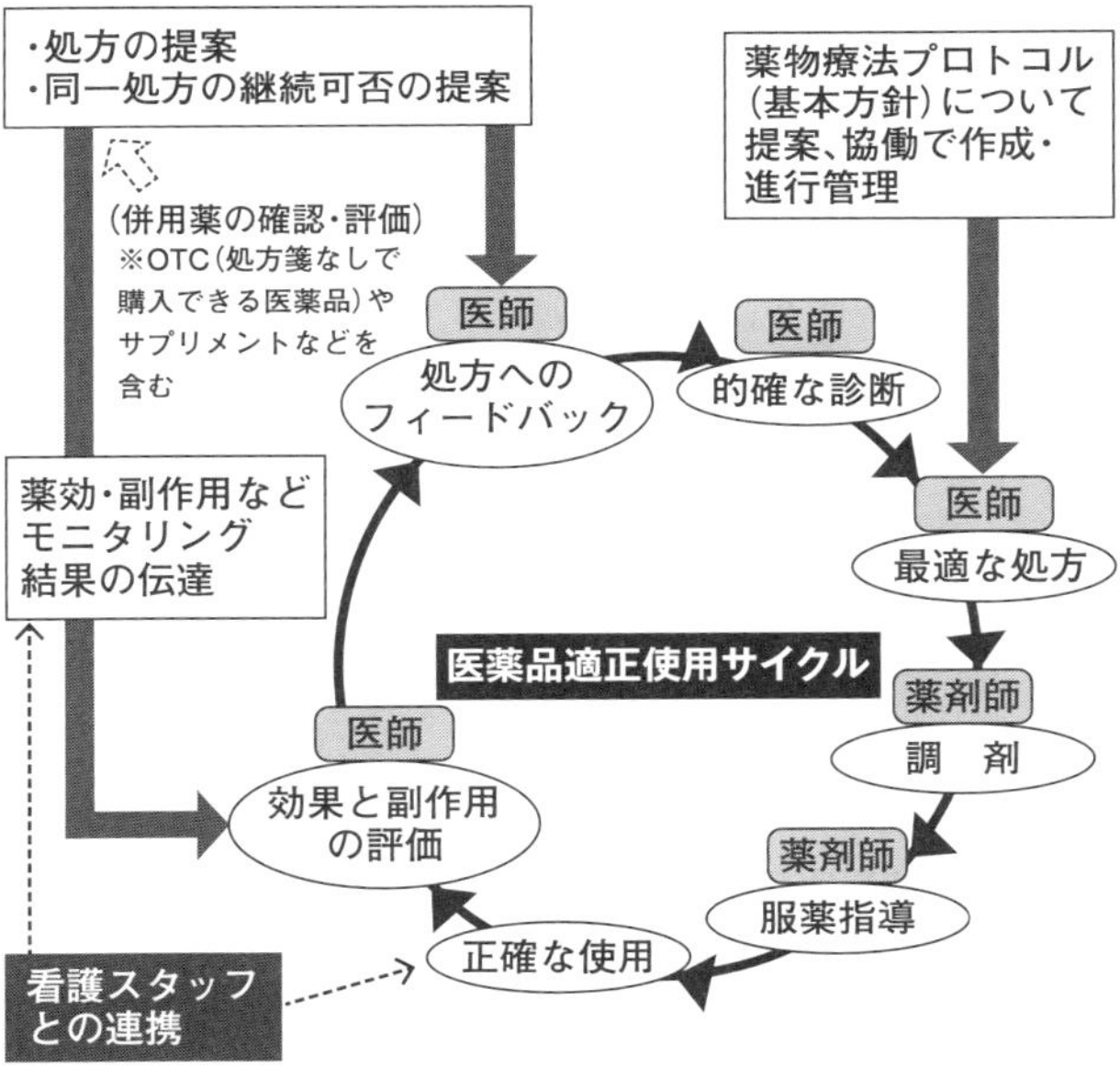

出典：厚生労働省『薬物療法における医師と薬剤師の協働』より改変作成

がインプットした情報を全員が共有しながら細かく経過をモニタリング（観察）し、多職種協働でチームとして支援していくことが、これからますます重要になってきます。そうしなければ、これからの在宅医療は成り立ちません。

〈訪問看護師の役割〉

訪問看護師には、看護計画の立案とともに、患者さん本人やご家族のための服薬指導を実施する役割があります。

特に、患者さんが自分自身で服薬ができるのか（自己服薬）、介助での服薬が必要なのか（介助服薬）、服薬の適正な方法についてもチェックします。

もし、自己服薬ができるまでに症状が改善しているにもかかわらず、それに気づかず、ちょっとした変化や兆候を見落とすような漫然とした看護を続けていると、患者さんの自立性・自発性を阻害しかねませんから、より慎重さが求められます。

〈薬剤師の役割〉

薬剤師は、薬剤の管理指導が中心です。患者さんへの聞き取りによる事前の情報（病状、体質、副作用用歴、アレルギー歴など）に基づいて、

- 服用しても問題ない薬であるか
- その用法・用量は適切であるか
- 服用に適した剤形（散剤、錠剤、カプセル剤）であるか
- 複数の薬が処方されている場合、組みあわせても問題はないか

などをチェックします。

同じ薬でも効果には個人差があり、その日の体調によっても変化します。そのことを踏まえて、効果はきちんとあらわれているのか、副作用はないかなど、薬の影響を細かく見極めていかなければいけません。

昔は病院内で薬を処方する「院内処方」が通常でした。よく使われる薬の組みあわせのパターンが決められていて、それらをまとめて粉薬にして包んで渡すといった行為が見受けられました。「約束処方」と呼ばれるもので、これでは出す必要のない薬までセットで出すことになり、自ずと薬の量は増えてしまいます。

今では、医師の処方箋《しょほうせん》に従って院外の調剤薬局（処方箋薬局）が薬を処方する「院外処方」が増えています。

2015（平成27）年の院外処方率は、総数で72・7％（病院76・3％、診療所71・6％）となっており、2008（平成20）年の総数20・1％（病院15・9％、診療所22・2％）と比べて一目瞭然《りょうぜん》です（『平成27（2015）年社会医療診療行為別統計の概況』厚生労働省）。

院外処方では約束処方はできませんから、出される薬の量も減ります。

また、調剤薬局では医師の処方箋と一緒に「お薬手帳」を提出するように言われます。

そこには、薬の処方内容（調剤日／調剤薬局名／処方箋発行医療機関名／薬剤名／薬剤の用量・用法／日数／ジェネリック医薬品か否かなど）、副作用歴、アレルギー歴、主な既往症、体調の変化が書かれています。

日本薬剤師会が提供する「eお薬手帳」（http://www-eokusuri.nichiyaku.or.jp）や、日本調剤の「お薬手帳プラス」（https://portal.okusuriplus.com/）などから、スマートフォンに専用のアプリケーションをインストールすれば、電子お薬手帳も利用できます。

こうしたお薬手帳を活用すれば、これまでにどのような薬が処方されたか、ほかの医療機関と重複していないか、副作用や飲みあわせのリスクはないかなど、第三者が多剤併用などのチェックを容易にできます。今後は薬剤師の役割がさらに期待されるところです。

〈医師の役割〉

服薬管理について医師は、訪問看護師や薬剤師から患者さんの情報を総合的にていねいに収集します。

そのうえで、定期的に何度も患者さんを訪問して治療の効果をくり返し評価し、課題を明確化して、本人やご家族が満足できる生活の実現と、やがては迎える看取りのための準備を支援していくことになります（「在宅医療の３つの視点」１５８ページ参照）。

最適な服薬管理のために患者ができること

もちろん、認知症の患者さん本人やご家族の側にもできることがあります。

患者さんに薬を処方した結果、どのような効果があったか、どのような副作用が出たかについて客観的に評価するために、介護者（介護職や患者さんのご家族）に「ＤＢＣ（Dementia Balance Check）シート」を記入してもらうことなどもその一つです。

身近にいる介護者が認知症の患者さんを数日にわたって観察し、「陽性症状（興奮系薬剤投与時）」、「陰性症状（興奮抑制系薬剤投与時）」、「体幹バランス（パーキンソニズムや、身体運動機能異常）」別に、さまざまな症状がどのくらいの頻度（なし・軽度［たまに］・中度［時々］・重度［しょっちゅう］）で出現するかを細かく数字で採点していくものです。

陽性症状についてはアリセプト®など興奮系薬剤投与時、陰性症状についてはセロクエル®など興奮抑制系薬剤投与時、体幹バランスについてはセロクエル®、リスパダール®などの薬剤の効果をチェックします。

医師は、その合計点を見て、薬の種類や量が「良好」であるか、「過鎮静」であるかそうでないかを検証し、最適な服薬・ケア管理につなげていくわけです。

ただし、DBCシートによる評価は、決して悪くはありませんが、私自身は使っていません。

私が診ている患者さんはどちらかというと重症で、ご家族にも認知症の方がいる「認認介護」や高齢者が高齢者を介護する「老老介護」、あるいはご家族と同居していないケースも多くあります。

そのような方々に、DBCシートをきちんと記入していただくのはかなりの負担になるために、実際にはお願いしにくい面があるからです。

私の場合は、より簡単なチェックシートをオリジナルで作成し、了解していただいたご家族には毎日記入をお願いしています。

DBCシートのように数字を記入するのではなく、患者さんの1日を、「熟睡・うたた寝・興奮・やや元気」の4つの時間帯で色分けするだけのものです。

塗られている色を見ると、シート1枚で患者さんの1週間分の様子が一目でわかり、服薬管理の参考にもなります。実際にこの色分けのチェックシートを使っているケースは、155ページでご紹介しています。

できるのであれば患者さん自身も、そのご家族も、薬に対してもっともっと関心をもち、薬を飲んでどんな効果があったのか、あるいはどんな副作用が出たのかを確認し、気になることや疑問に思うことがあったら遠慮しないで医師や薬剤師に相談することを心がけていただきたいものです。やり方には一長一短ありますが、状況に応じて工夫していく必要があるでしょう。

知っておきたい最適な服薬管理の知識

処方された薬を適切に管理・服用するための基本的な知識は、ぜひ知っておきたいところです。必ずしも以下に限定されるものではありませんが、ある程度の目安になります。

○薬を飲むタイミング

食事によって変化する胃の状態や血中濃度などを考慮して、薬ごとに飲む時間（タイミング）が決められています。これを守って規則正しく飲まないと、薬によっては効果が出なかったり、副作用が生じたりする危険があります。

薬を飲むタイミングは、本人はもとより、医師、薬剤師、看護や介護のスタッフが理解し、きちんと守る（守らせる）ことが大切です。

- 食前：食事の前30分くらいまでの間
- 食後：食事の後30分くらいまでの間
- 食直前：食事のすぐ前
- 食直後：食事のすぐ後
- 食間：食事と食事の間（食事の約2時間後）
- 起床時：朝起きてすぐ
- 就寝前：寝る準備ができてから床につく30分くらいまでの間

○薬によって飲むタイミングが決められている理由

●利尿剤：朝・昼〈理由〉夕方以降に服用すると夜中にトイレに行きたくなる
●痛みどめ：食後〈理由〉空腹時に服用すると胃が荒れやすくなる
●脂溶性の薬：食後〈理由〉吸収がよくなる
●1日1回の薬：朝食後が多い〈理由〉朝食後がもっとも忘れにくい
※ただし、薬によっては例外もあります。

○薬を飲み忘れてしまったときの対応（気づいた時点で服用したとして）
●1日3回服用する薬の場合：4時間以上あける
●1日2回服用する薬の場合：5〜6時間あける
●1日1回服用する薬の場合：8時間以上あける

○薬の正しい保管の仕方
薬の品質の保持や誤飲を防ぐために、薬は正しく保管することが重要です。
①高温・多湿・直射日光を避ける

こうした環境では、薬は変質しやすく、それによって効果が下がり、場合によっては有害な物質に変質してしまう可能性があります。比較的温度が低く、室温変化の少ない場所に保管してください。

②冷蔵庫で保管する

冷蔵庫で保管するという指示のあるものは、それに従います。内服液剤、坐薬、シロップなどに多くみられます。

③保管する場所に留意する

認知症の患者さんの場合、薬を飲んだことを忘れて必要以上に服用してしまう場合があります。また、子どもが誤飲してしまう場合もあります。その防止のためには放置せず、薬を保管する場所をきちんと決めておきます。

④説明書は必ず一緒に保管する

薬の飲み方（用法・用量）や有効期限は、とても大切です。処方されたときに受け取る説明書や袋、市販薬についている添付文書（説明文書）は捨てずに、必ず薬と一緒に保管しておきます。

⑤内服薬と外用薬は別々に保管する

内服薬（内用薬、飲み薬）と外用薬（身体の外部に塗ったり貼ったりする薬）の区別がつかなくなる危険性があるので、別々の場所に保管します。

⑥治療が済んで余った薬は返却・廃棄する

すでに治療が終わってこれ以上飲む必要のない薬、有効期限が切れた古い薬は、薬局に返却・廃棄をお願いします。自分で廃棄する際には、必ず各自治体の規則に従います。

○飲み忘れをしないための対策

- これが何のために飲む薬であるかの説明を受けて、それをきちんと理解する。
- 医師や薬剤師に相談して、1日に飲む回数を減らす。
- 医師や薬剤師に相談して、1日に飲む薬の種類を減らす（2種類以上の成分を1錠にまとめた「配合剤」にするなど）。
- 苦手な薬は、薬剤師に相談して飲みやすくなるように工夫する（粉薬は、カプセルに入れるかオブラートで包む。砕いても効果の変わらない錠剤もあるが、コーティングされているものは砕いてはいけない)。

●嚥下機能が低下している人は、とろみ剤やゲル化剤で水や白湯(ぬるま湯)にとろみをつけるか、錠剤などと一緒に飲む服薬補助ゼリーを使う。

●種類ごとにわかれている薬を、飲むタイミングごとに一つの袋にまとめてもらう(薬の「1包化調剤」)。

●1日に飲む薬をピルボックスやお薬カレンダーに仕分けし、飲んだ薬の袋は捨てずに一緒にしておく(飲んだ証拠を残しておく)。

●目につく(飲み忘れてもすぐに気づける)場所を決めて、いつもそこに置く。

●毎日飲む時間を決めておき、アラームで知らせてくれるようにスマートフォンの「服薬管理アプリ」などをあらかじめ設定しておく。

●家族など身近にいる人は、「薬を飲みましたか?」などと必ず声をかけるようにする。

●紙コップなどに目立つように「薬」と書いて、いつも目にしやすい場所に置いておく。

○副作用が出にくい薬の飲み方

薬の副作用が生じるのは、薬そのものの性質、薬の使い方、薬を使う人の体質、薬を使ったときの体調（身体の状態）が主な原因です。

特に高齢者は、薬の代謝能力や排泄機能が低下しているために若い人に比べて副作用が生じやすく、服用する量を減らす場合もあります。できるだけ副作用が出にくい飲み方を心がけます。

- 自分の病状、体質、アレルギーなどの副作用歴、服用中の薬の種類や量などの情報を、事前に正確に医師や薬剤師に伝える。
- 医師や薬剤師から指示されたとおりに、用法・用量をきちんと守る（勝手な判断で、量を増やしたり減らしたり、中止したりしない。飲み忘れた分を、まとめて補おうとしない）。
- 体調に変化が見られた場合は、速やかに医師や看護師、薬剤師に伝える。
- 市販薬やサプリメントを飲む場合も、必ず医師や薬剤師に相談する。
- 薬を飲むときは、誤嚥を防ぐために座位（座った状態）の姿勢を取り、上半身を少し前傾すると気管に入ることはない。飲ませるときは、背中を撫《な》でながら「口を結んで、ごっくんしてください」と言ってあげると、錠剤でも飲みやすい。

●飲んだ後すぐに横にならない。

●コップ1杯ほどの水または白湯で飲む（アルコール飲料で薬を飲むのは大量に薬を服用するのと同じで、とても危険。絶対禁止です）。

○災害緊急時の服薬管理

いつどこで起こるかわからないのが、地震・台風・洪水・津波・噴火・大火災などの災害です。こうした緊急時に避難するとき、飲み続けている薬をもっていければいいのですが、突然発生した場合には、着の身着のままのケースがよくあります。

すぐには帰宅できず、避難所などで長期の生活を余儀なくされたときに薬の服用ができなくなると、症状の急激な悪化など命にも関わる重大な事態を招きかねません。

新たに薬剤師にお願いするにしても、それまで毎日どんな薬をどのくらい飲んでいたのかが正確に伝えられなければ、もう一度同じ薬を処方してもらうのはかなり困難です。

「たしか、色は黄色でした」、「名前は『い』から始まる薬だったかもしれません」、「粉薬は白くて、錠剤は四角だったと思います」……。

阪神・淡路大震災のとき、避難した人との間で、まるで連想ゲームのような、パズルを解くようなやりとりが実際にあったと、友人の薬剤師から聞きました。

こうしたケースで頼りになるのが、その人のために処方された薬がすべて記載されている「お薬手帳」です。これを見せれば、いつもの薬がスムーズに処方されます。

お薬手帳はいつもバッグに入れてもち歩く、家のなかでは非常用品もちだし袋に入れておく、面倒でも最新の処方内容を紙に書き写して財布などに入れておく、スマートフォンのメモアプリに最新の処方データを入力しておくなど、いざというときにも必ず携行できるような工夫を、ふだんからしておくのが大切です。

○高齢者における不適切な薬剤処方の基準

アメリカの老年医学専門医マーク・ビアーズが1991（平成3）年に提唱した「ビアーズ基準（Beers Criteria）」に準拠して、国立保健医療科学院の今井博久《ひろひさ》疫学部長（当時）によってまとめられたのが、日本版ビアーズ基準「高齢者が使用を避けることが望ましい薬剤のリスト」です。

同科学院のウェブサイトでも公開され、「高齢者において疾患・病態によらず一般に使用を避けることが望ましい薬剤」46種類と、「高齢者における特定の疾患・病態において使用を避けることが望ましい薬剤」25種類、計71種類がわかります。

高齢の患者さんにとっての「不適切な薬」がリスト化されたのは国内初で、そのほとんどが重篤度の高いものです（http://www.niph.go.jp/soshiki/ekigaku/BeersCriteriaJapan.pdf）。

しかし、このリストのなかには使わざるをえない薬剤も多数あるため、高齢の患者さんに向きあう医師や薬剤師をはじめ多職種が協働で、注意深くモニタリングしながら経過を観察していかなければなりません。

第4章　家族は在宅医療にどう向きあえばいいのか

国が進める在宅医療への流れ

２０２５年には65歳以上の高齢者の約５人に１人が認知症になるであろうとの推計を受けて、厚生労働省が２０１５（平成27）年に発表したのが、『認知症施策推進総合戦略（新オレンジプラン）～認知症高齢者等にやさしい地域づくりに向けて～』でした。

「認知症の人の意思が尊重され、できる限り住み慣れた地域のよい環境で自分らしく暮らし続けられる社会の実現を目指す」もので、その推進にあたっての施策は、次の７つの柱から成り立っています。

①認知症への理解を深めるための普及・啓発の推進
②認知症の容態に応じた適時・適切な医療・介護などの提供
③若年性認知症施策の強化
④認知症の人の介護者への支援
⑤認知症の人を含む高齢者にやさしい地域づくりの推進
⑥認知症の予防法、診断法、治療法、リハビリテーションモデル、介護モデルなどの研究

開発およびその成果の普及の推進
⑦認知症の人やその家族の視点の重視

このうちの②は、患者さんの容態の変化に応じて、もっともふさわしい場所で医療や介護が提供される循環型のシステムの実現を目指すものです。

要は、大病院では重症（高度急性期）の患者さんの入院医療に専念できるようにして、中・軽症者を引き受ける中小の病院や診療所との役割分担を明確にし、入院している患者さんをできるだけ早く退院させる（望ましい期間は2週間から2カ月程度）。そして地域の多職種（医師、看護師、薬剤師、ホームヘルパーなど）が協働する在宅医療の仕組みづくりをいっそう促す内容といえます。

本章では、在宅医療の推進策を中心に話を進めていくことにしましょう。

認知症の早期診断・早期対応のために体制を整備し、在宅医療を強化するために、新オレンジプランでは、具体的には、

①かかりつけ医を対象にした、認知症への対応力を向上させる研修
②認知症サポート医（地域でかかりつけ医が認知症の診断をするときに相談役としての役割を担

う医師）の養成

③認知症専門医、認知症認定医の養成の拡充

④高齢者の口腔ケアに重要な役割をもつ地域の歯科医や、薬剤師の認知症への対応力を向上させる研修

⑤認知症疾患医療センター（認知症の速やかな鑑別診断や、急性期・専門医療の相談、関係機関との連携、研修会の開催などを行う）の計画的な整備

⑥認知症初期集中支援チーム（認知症の患者さんや家族に対して、初期の支援を包括的・集中的に行う医師や介護の専門職によるチーム）の設置

などを推進しています。いずれも、患者さんが暮らす身近な地域社会での取り組みであることがポイントです。

また、中央社会保険医療協議会（中医協、厚生労働大臣の諮問機関）は、2016（平成28）年2月に、医科診療報酬、歯科診療報酬、調剤報酬も見直しました。報酬をより手厚くして、専門医の増加につなげようとするねらいがあります。

例えば、認知症以外に、高血圧症、糖尿病、脂質異常症などを一つ以上併発している患

者さん（入院はしていない）を診察した場合、月1回支払う「認知症地域包括診療料」（1515点）や「認知症地域包括診療加算」（30点）が新設されました。

在宅医療を専門に行う「在宅療養支援診療所」に対する評価も新設されました。診療所であること、また、現行の機能を強化した在宅療養支援診療所の施設基準に加えて、過去1年間に、在宅での看取りの実績が20件以上あるなどの要件を満たしていることが求められます。

また、患者さんの服薬の状況も一元的・継続的に管理されるのが望ましいとして、かかりつけの薬剤師・薬局に対しても、服薬指導の報酬として「かかりつけ薬剤師指導料」（70点）や、包括的な評価の「かかりつけ薬剤師包括管理料」（270点）が新たに支払われるようになりました。こうした取り組みが、私がこれまで問題としてきた多剤併用、残薬の解消につながるものと期待しています。

在宅医療はむずかしいという意識

このように、国は在宅医療を積極的に推進するべく動いていますが、現状では、まだまだざまざまなシステムが現場に即したかたちでは機能していませんし、机上の空論の感があるのは否めません。

患者側の意識も、まだ在宅医療には十分に向いていないようです。

もし、長期の療養が必要になったときに、理想として在宅を希望するかどうかの調査があります（『スポーツ・運動と保健医療に関する世論調査〈概要〉』平成24〔２０１２〕年2月　東京都生活文化局）。

「希望する」と答えた人は42・1％、「希望しない」と答えた人は47・0％で、希望しない人が少し上回りました。

また、希望すると答えた人に、はたして実現は可能かどうかを尋ねたところ、「実現可能だと思う」と答えた人は22・3％、「実現はむずかしいと思う」と答えた人は59・7％と、悲観的に思う人が上回りました。

ではなぜ、在宅を希望しないのか、実現はむずかしいと思うのか、その理由を尋ねたところ、１４７ページの図のように「家族に負担をかけるから」がトップで、「急に病状が変わったときの対応が不安」、「（在宅では）どのようなケアが受けられるかわからない」が

在宅医療がむずかしいと思う理由　（複数回答）

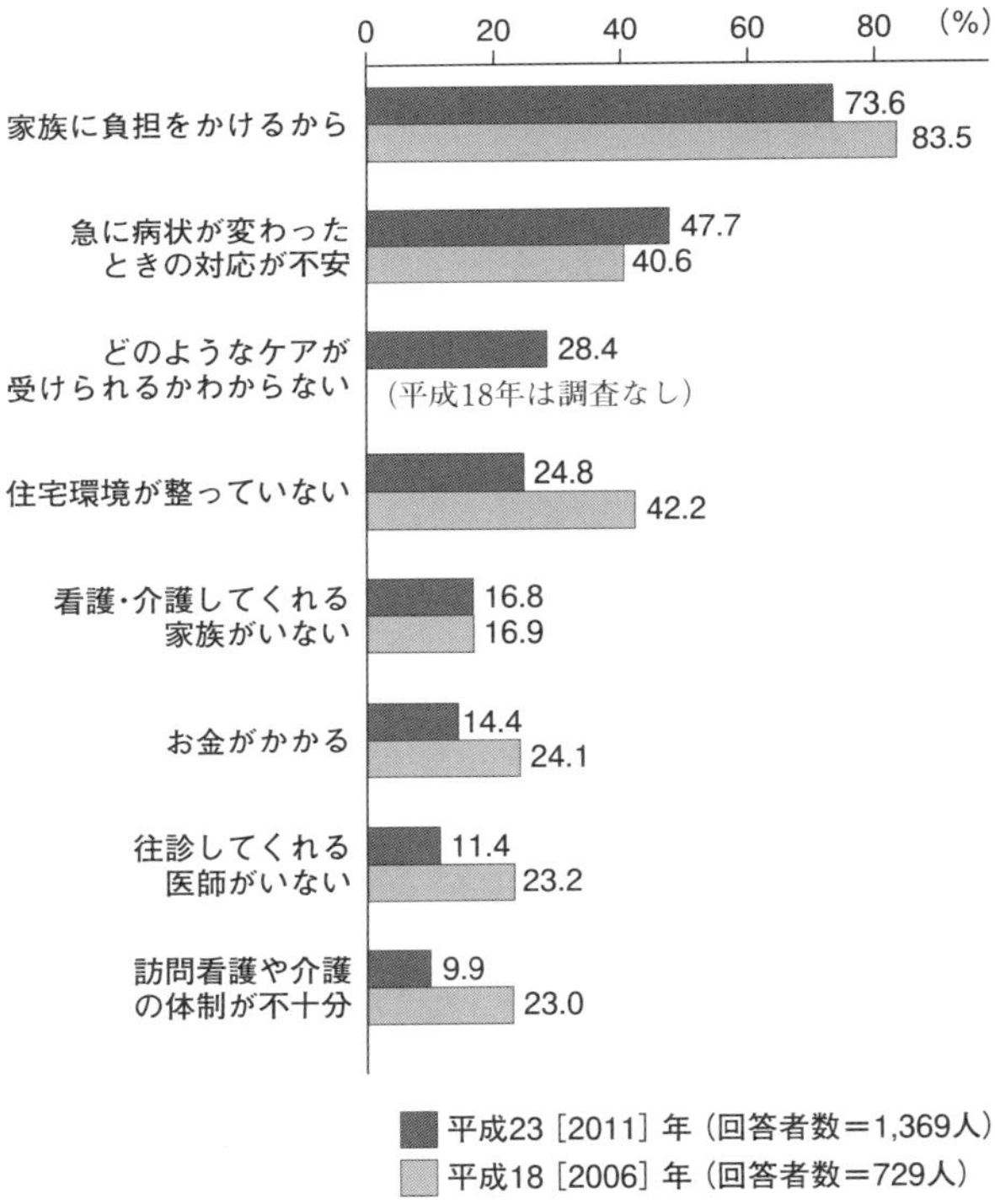

出典：『スポーツ・運動と保健医療に関する世論調査〈概要〉』
（平成24［2012］年2月　東京都生活文化局）

続きます。

こうした回答は十分に理解できますが、今後解決していける問題も含まれています。何が何でも「在宅医療がベスト」と言うつもりはありません。ただ、希望する方も現におられるわけですから、医療を提供する側としても、それに応えるべく総合的な質の向上を目指していかなければなりません。

地域にとろけるような医療を目指す

在宅医として認知症の診断や治療に関わっていると、今の医療制度や介護制度、あるいは地域包括ケアの有り様が垣間見えてきます。

だからこそ、現場を知る人は、いろいろな問題点や矛盾についてどんどん声を上げていって改善していかないといけないでしょう。

私自身、院長として病院に勤めていたことがあり、経営面を考えると、多くの患者さんの診療をこなしていく必要がありました。そうなると、どうしても仕事が粗くなってしまうため、病院での医療の限界を感じて、「自分なりの何かができればいい」、「地元の開業医というより、できれば在宅医療をやりたい」と漠然と思っていました。

あるとき、高橋紘士《ひろし》先生（国際医療福祉大学大学院教授などを経て、現在は一般財団法人高齢者住宅財団理事長）の勉強会に参加して「地域に溶けこむ医療」という興味深い話を聞いたことが、在宅医療を決断する後押しになりました。

私が包括的医療、日本らしい家庭医学・家族療法を模索しながら、「たかせクリニック」を立ちあげたのは、２００４（平成16）年。現在は、東京都大田区で、在宅を中心に約３５０人の認知症の患者さんと日々接しています。

最近思うのですが、私が目指すのは、「地域に溶けこむ医療」というより「地域にとろけるような医療」なのかもしれません。

在宅医療では、たった3分ではなく、診ようと思えばゆっくり時間を取って診ることができます。熱で溶けて柔らかくなった物体が、さらに液状になって流れだすかのように、患者さん本人やご家族を温かくやさしく包みこむイメージが「とろける」です。とっつきやすさというか、同じ高さの目線というか、医師と患者さんが同じ人間として苦労をわかちあうスタンスを、私は理想としています。

いざというときのために、本人やご家族には、私の携帯番号を必ず教えて、「いつでも電話をかけてもらっていいですよ」とお伝えしています。

電話がかかってくる数は、当初予想していたほど多くはありませんが、患者さんにとって、365日、24時間いつでも頼れるところがあるというのは、大きな安心感につながるのでしょう。

特にコントロールがむずかしいレビー小体型認知症は、明け方に具合が悪くなりやすく、朝の4時ごろに電話がかかってくることがあります。患者さんのご家族にしてみれば電話をしていいものかためらうはずです。それでもいたたまれずに電話をしてくるわけですから、私としては眠そうな不機嫌な声で出るわけにいきません。そのときは心して、できるだけにこやかに対応しようと心に決めています。

ケース④　ご家族の「マネジメント力」が大きな支えに　木村宏さん　85歳　男性

ここで、私が在宅で診るようになって、認知症の症状が1年足らずで劇的に改善した患者さんの1人、東京都在住の木村宏さんの今にいたる経緯をご紹介しましょう。

「同じ境遇にいる方々の少しでも励みになれば」とのご家族の了解を得て、実名での登場に応じていただいたものです。

木村宏さんに認知症の兆候が見られたのは、2009（平成21）年5月。夫婦で受けた脳ドックで、4歳年下の妻の和枝さんは「異常なし」でしたが、宏さんには「それらしい脳の変化が見られる」との所見でした。

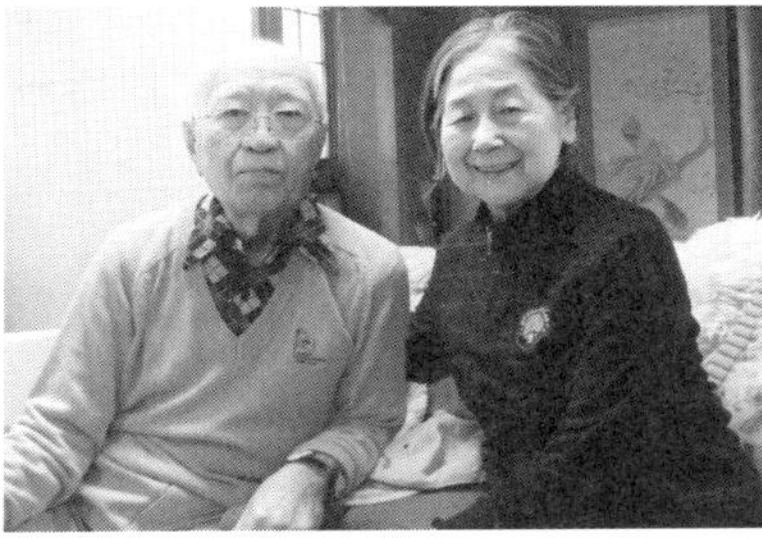
木村宏さんの症状は、妻の和枝さんをはじめご家族の献身的なマネジメント力で劇的に改善し、元の穏やかな表情を取り戻しました。

ご家族は「まさか！」と思いつつ、認知症と告知される怖さを抱えたまま、時間だけが過ぎていきました。宏さんは日に日に怒りっぽくなっていったようです。

ある日、宏さんが弁護士事務所に同じファックスを何枚も送ってしまったことから、その弁護士さんに検査を強くすすめられました。

大学病院でアルツハイマー型認知症と確定診断されたのは、脳ドックの検査から約2年経ってからのことです。

地元のかかりつけ医から処方された薬を飲んでいましたが、夜中のいわゆる徘徊が激しく、幻覚・幻聴に加えて暴力をふるうようにもなり、交代で助けあいながら介護にあたっていた既婚の3人の娘さんも疲れきった様子でした。

私があるケアマネジャーの紹介で宏さんにお会いしたのは、ちょうどそのころでした。認知症の症状が進行して四六時中、目が離せなくなり、ご家族もかなり追い詰められた状況でしたので、2014（平成26）年12月、緊急避難的に、順天堂大学の東京江東高齢者医療センターにいったん入院していただきました。

和枝さんは「入院すると寝たきりになってしまう」とかなり心配されていましたが、「そんなことは決してありませんから」と説得し、本人もご家族も納得してのことです。

3カ月経っても宏さんの症状に大きな改善が見られないまま退院となり、翌2015（平成27）年4月から、本格的に在宅医療がスタートしました。

父親の介護に役立てたいとホームヘルパーの資格を取得した長女・美和子さんの「専門の先生の訪問を受けるかたちで、暮らし方を含めて総合的に診ていただくほかに選択肢はない」という強い意向も、そこにはありました。

和枝さんは強い責任を感じていたのでしょう、退院してしばらくは、「私が1人で看ます」とおっしゃっていましたが、日々の負担を少しでも軽くするためにデイサービスの利用をアドバイスしました。介護する人にとっての「手抜きのすすめ」です。

宏さんもはじめはデイサービスに行くのを強く拒んでいましたが、徐々に慣れ、今では毎日行くものだと思っているようです。

宏さんが週5日デイサービスに通うようになって、和枝さんにも介護から離れて自分のための時間が取れるようになりました。デイサービスに送りだした後、ゆっくりと入浴でき、体操する時間もとれて、ご自分の体力づくりにも励んでいます。「この前、肉体年齢を計測したら、おかげさまで55歳でした」とお話ししてくださいました。介護に集中してしまうと、ついつい自分自身のケアがおろそかになりがちです。介護は、周りの多くの

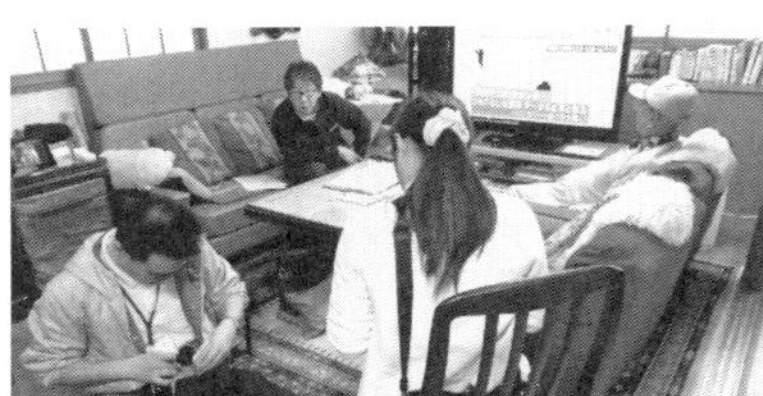

ご自宅には、だいたい看護師と診察助手の3人か、看護師と2人で出向きます。白衣は着ません。そのほうが患者さんとリラックスして向きあえるからです。

方々のサポートがあってこそ長く続けていけるものであって、決して1人で背負いこんではいけないと、和枝さんは強く感じるようになったといいます。

宏さんを診るようになって、それまで処方されていた薬を見直しました。現在は、メマリー®以外はすべてほかの薬に替えて処方しています。その結果、幻覚・幻聴も、怒りっぽさもなくなり、元の穏やかな表情を取り戻しました。

また、認知症の症状は常に変動する（一定ではない）ため、患者さんにいつどのような問題が起こったかを把握しておく必要があります。

以前の処方（2014［平成26］年11月26日）

ノルバスク®OD錠5mg（アムロジピン ベシル酸塩 6.93mg）　1錠
ガスター10®（ファモチジン 10mg）　1錠
アリセプト®D錠5mg（ドネペジル塩酸塩 5mg）　1錠
オルメテック®錠10mg（オルメサルタン メドキソミル 10mg）　1錠
ベンザリン®錠5（ニトラゼパム 5mg）　1錠
メマリー®錠20mg（メマンチン塩酸塩 20mg）　1錠
※用法は不明、（　）内は成分名

現在の処方（2016［平成28］年6月20日）

アイミクス®配合錠LD（イルベサルタン 100mg／アムロジピンベシル酸塩 6.93mg）
朝食後　1錠
メマリー®OD錠20mg（メマンチン塩酸塩 20mg）　夕食後　1錠
レメロン®錠15mg（ミルタザピン 15mg）　0.5錠
レボトミン®錠5mg（レボメプロマジン マレイン酸塩 6.76mg）　就寝前　1錠
コロネル®錠500mg（ポリカルボフィル カルシウム 500mg）　毎食後　3錠
セロクエル®25mg錠（クエチアピン フマル酸塩 28.78mg）　就寝前　1錠
※（　）内は成分名

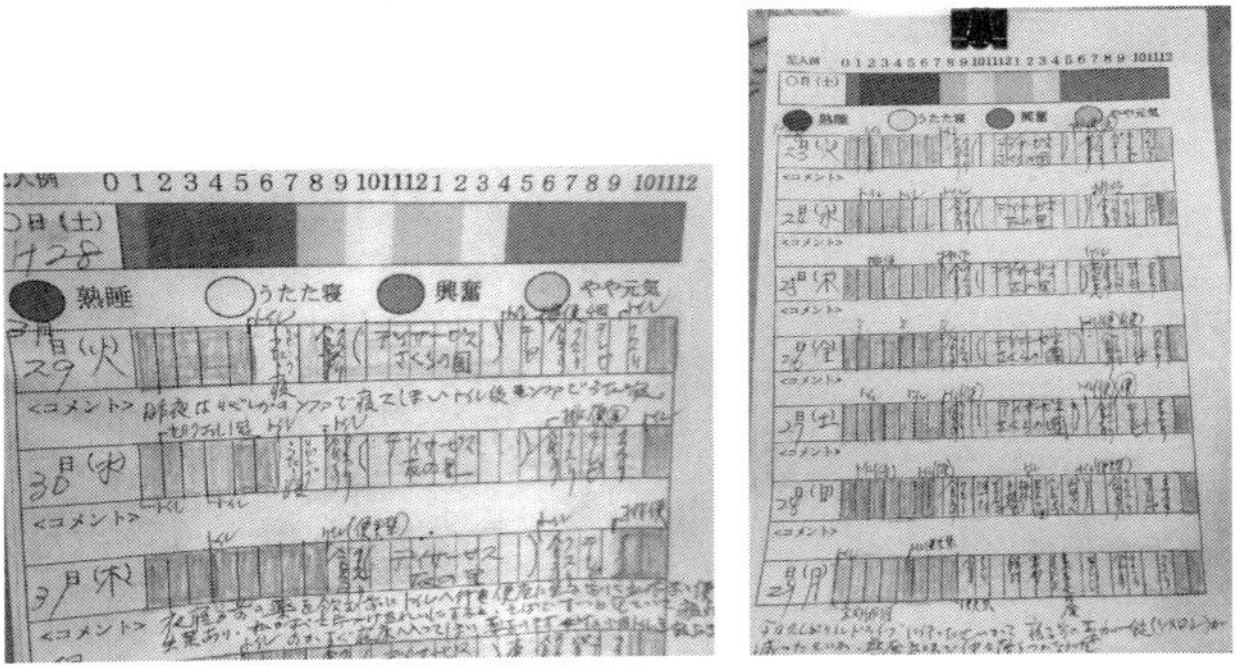

4色で塗り分けられた「たかせクリニック」オリジナルの「状態チェック（観察）シート」。和枝さんが毎日几帳面に記入しているおかげで、宏さんの1週間の様子が一目でわかります。

しかしながら在宅医療では、毎日往診にうかがえるわけではありません。

そこで和枝さんには、「たかせクリニック」オリジナルの「状態チェック（観察）シート」（上の写真）を毎日記入してくださいとお願いしました。

1日のうちで「熟睡・うたた寝・興奮・やや元気」だった時間帯を、それぞれ青・白・赤・黄の4色に色分けするだけの簡単なものです。何か気づいたことなどがあればメモ書きができるように、コメント欄も設けてあります。

認知症の患者さんを観察するためには「DBCシート」（129ページ）がよく使われますが、症状の度合いを数字で評価して記入するのはご家族にとっては少し負担になるため、色分けする方法を考えたわけです。

こうすれば、シート1枚で宏さんの1週間の様子が一目でわかり、特に「興奮」を示す赤色が塗られている箇所があったらとても目立ちますから、その日にいったい何があったのか、ご家族にすぐに確認できます。

シートをめくりながら、以前に比べて赤色が目立たなくなっていることがわかれば、症状は安定し、生活に一定のリズムが出てきた証拠です。和枝さんが、「赤色が少なくなってきたのがうれしい」と言いつつ、毎日几帳面《きちょうめん》に記入しているおかげで、経過観察にとても役立っています。

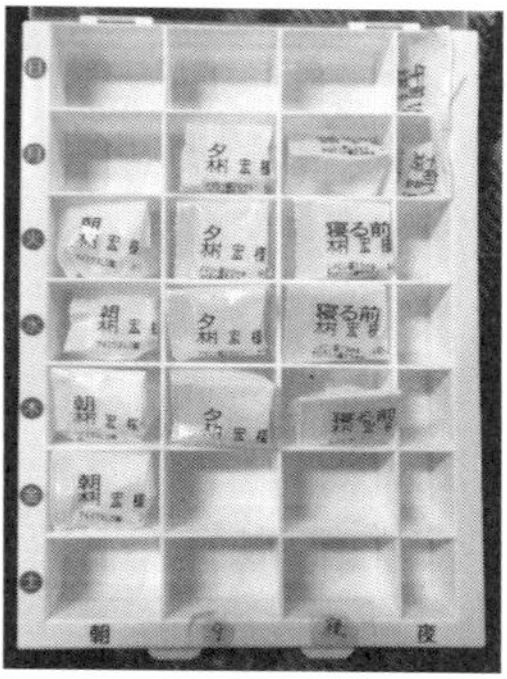

1週間分の薬がセットされた、プラスチックケースを使った服薬カレンダー。

薬の管理も、同居する和枝さんの役割です。看護に来てくれるナースセンターのスタッフが、1週間分の薬を、縦に曜日、横に1日の時間に仕切ったプラスチックのケースにセットして「服薬カレンダー」をつくってくれます。順番どおりにケースを空にしていけば、飲み忘れも

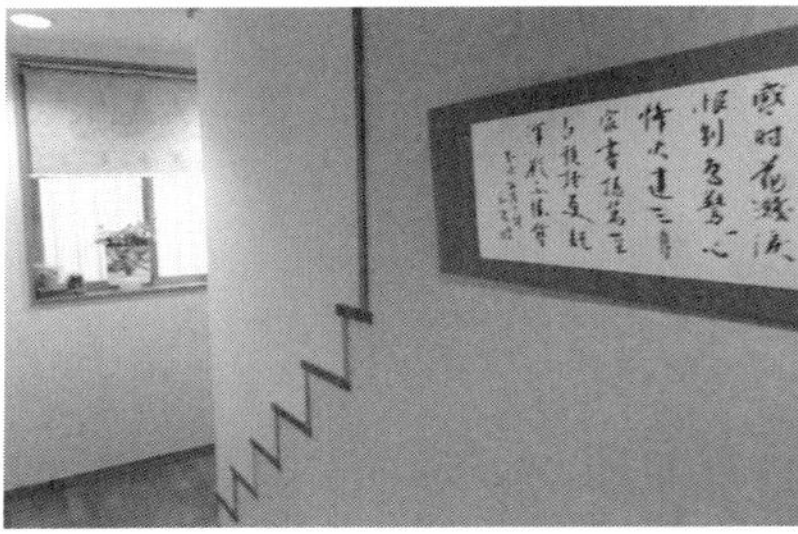
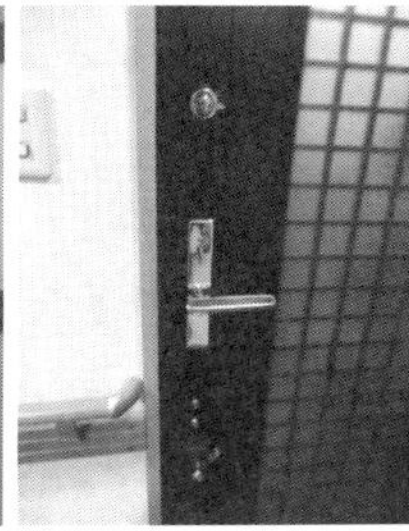

「転ばぬ先の杖」で、いわゆる徘徊や転倒などの危険から身を守るために室内の一部をリフォーム。床は段差をなくしたバリアフリーに。

階上へはオープン階段にして天井からの明るい日射しが差しこむようになっていましたが、気づかないうちに宏さんがそこを上がってしまうので危険でした。そこで、階段の脇を壁にしてふさぎ（写真左）、上がり口にはカギつきの扉を取りつけました。玄関ドアは、複雑な構造のカギを一つ加えて計3箇所で施錠（写真右）。宏さんから扉を開けるように言われたことはなく、監視の手間がだいぶ減りました。

ガスコンロは点火の仕方がむずかしいものに交換。洗面所の水栓も手を差しだしたときにだけ水が出るセンサー式にして、出しっぱなしになるのを防ぎました。

防げます。

医師や薬剤師をはじめとした医療を提供する側だけでなく、ご家族にも、こうしたしっかりとした「マネジメント力」がないと、認知症の患者さんを在宅で診ていくのは困難です。

認知症の治療は、「薬が1・5割、ケアが8・5割」です。薬による治療だけでなく、ご家族の対応や人間関係といった環境要因が、症状の進行具合を大きく左右していると実感しています。

ご家族の「マネジメント力」を

支えに、患者さんの身体を一定の状態に保つ「ホメオスタシス（生体恒常性）」をどのように維持していくかが重要です。

私は患者さんの家を訪れたときは、ご家族とコミュニケーションを取りながら、「そうするのは、いいことです！」、「それはよかったねぇ、じゃあ、ハナマルだ！」、「よくがんばっている、たいしたもんです！」と、ねぎらいや励ましの言葉をかけるようにしています。

そして、帰り際には、患者さんとの握手も忘れずに、「今日は会えて楽しかった。また来ます」が決まり文句です。「会うのが楽しみ」という接し方をすれば、安心していただけると思うからです。

気丈な和枝さんと娘さんらご家族による「マネジメント力」が、宏さんにとってどれほどの大きな支えになっているか。わずか1年で、認知症患者の模範生のように、宏さんの症状が劇的に改善した事実からうかがい知れます。

在宅医療の3つの視点

「地域にとろけるような医療」を目指す私は、医師として在宅医療を「ミッション（使命）・ビジョン（将来の構想）・ゴール（最終目標）」の3つの視点でとらえ実践しています。

視点1　ミッション（使命）

健やかに生き、安らかに逝くために、患者さんの尊厳を守りながら、QOL（生活の質）とQOD（死の質）をどのようにして向上させていくか――。患者さん本人とご家族のサポーターとして、「やりすぎない医療」と「やらなすぎない支援」を提供するのが、医師としての使命です。

視点2　ビジョン（将来の構想）

くり返し患者さん宅を訪問して、日常よくかかる一般的な疾患を見つけ、きちんと診断を下し、患者さん本人やご家族が満足できる生活の実現をサポートします。

必要に応じて、できるだけ負担のかからない検査ができる専門の医療機関を紹介し、専門医の診断・治療の目処《めど》が立てば在宅での療養支援を再開する、医療コンシェルジュとしての役割も果たします。

そのためには、医療技術だけではなく、医師として次のような要件を満たしていることが求められます。
①患者さんを支えるのに適した医療・介護のシステムやネットワークについて習熟している。
②患者さんとご家族の意見を上手にまとめあげていく能力をもつ。
③患者さんとご家族の身体面に限らず、心理的・社会的背景を少しずつ理解していける能力をもつ。
④常に患者さんの側に立って、場合によっては家族も考慮しつつ、「社会的ソリューション（課題解決）」を意識している。
⑤いい意味で、腰が軽くなければならない（フットワークがよい）。
視点3　ゴール（最終目標）
在宅医療は、言い換えれば「病院以外での看取りの医療」ともいえます。やがては迎える看取りのための準備を多職種が協働したチームワークで支援し、「いい看取りができた」という満足感を、ご家族を含めた全員で味わえるようにするのが最終の目標になります。「生の重さ」、「死の重さ」を考え、「医療と介護のフロント・ライン」に立っている意識を、患者さんやそのご家族と共有することが大切なわけです。

私にとってのプロフェッション

以前、あるお宅にうかがうと、患者さんが床に漏らした尿が靴下から浸みてくることがありました。61歳の若年性認知症の患者さんの部屋では排便が放置され、気づかずにその上を歩くので、便が床に摺《す》りこまれていたということもありました。こういう場面は決して珍しくはありません。

ある意味、在宅医療の過酷さを感じる場面でもあり、患者さんも私も生身の人間であると実感します。

医師も患者さんも、一人ひとり性格は違いますし、癖もあり、接し方はさまざまです。

例えば極端な話、喫煙ががんのリスクを高めるにもかかわらず、「そんなこと言っても、どうせ先は短いのだから、タバコは吸いたいだけ吸うんだ」と言い張る患者さんがいたとします。

そこは「ダメなものはダメ」と頭ごなしに言うのではなく、噛《か》んで含めるようにして少しずつ変えていかなければいけません。芯《しん》は通っているが、ある程度柔軟性もなくてはいけない。一本調子ではなく、さまざまなテクニックを駆使して真摯《しんし》に対応することで、患者さんの行動を変えられるかどうかが、私にとってのプロフェッション（専門的なりわい）なわけです。

医学部の教室で、模擬患者のカルテをただ眺めているのはプロフェッションではありません。そこを明確に認識していく必要が、私たち医師には求められています。

「終末期」から「人生の最終段階」へ

認知症は、発症したばかりの前期から初期・中期を経て、末期の段階へと容態は変化していきます（65ページの図）。

それに合わせて、もっともふさわしい場所での医療・介護の提供を目指す施策が、先ほど述べた国の通称「新オレンジプラン」であり、患者さん本人とそのご家族に寄り添い、コミュニケーションをしっかり取って認知症の正しい知識を伝えながら、安らかな最期につなげていくのが、私のような在宅医の役割です。

その役割には、大きく分けて、「退院支援」、「日常の療養支援」、「急変時の対応」、「看取り」の4つの段階があります。

退院支援は、病院・診療所、訪問看護事業所、薬局、居宅介護支援事業所、地域包括支援センターなどと協働して、入院先の医療施設から在宅医療に移るにあたって実施するものです。

日常の療養支援は、医師・薬剤師・訪問看護師などの多職種と協働して、患者さんやご家族への医療、支援、緩和ケアを提供することです。

急変時の対応は、患者さんの病状が急変したときの緊急往診や、入院病床の確保などを行うことです。

看取りは、人生の最終段階における医療・ケアを経て、患者さんやご家族が望む場所で最期を見守ることです。

病気が治る見込みがなく、長くて半年程度で死を迎えるであろうと予想される時期を、これまでは「終末期（ターミナル期）」、終末期にある患者さんに対する看護を「終末期医療（ターミナルケア）」と呼んでいました。

その目的は、延命にあるのではなく、死を目前にした患者さんの身体的・精神的な苦痛を和らげて、ＱＯＬ（生活の質）を向上させることにあります。

厚生労働省は２００７（平成19）年5月、「終末期医療の決定プロセスに関するガイドライン」をまとめましたが、２０１５（平成27）年からは「終末期医療」ではなく「人生の最終段階における医療」という言い方に変更しています。

その内容は、「人生の最終段階における医療及びケア」のあり方と方針を決める手続きの項目を示したものです。「医師等の医療従事者から適切な情報の提供と説明がなされ、それに基づいて患者が医療従事者と話し合いを行い、患者本人による決定を基本としたうえで、人生の最終段階における医療を進めること」をもっとも重要な原則として掲げています。

2人に1人が自宅での看取りを望んでいる

もしも、治る見込みのない病気にかかってしまったら、あなたは人生の最終段階における医療をどこで受けたいか、また、看取りはどこで迎えたいと思っているでしょうか。それは、自宅でしょうか、病院などの医療施設でしょうか、それとも福祉施設でしょうか。内閣府の意識調査によると、「自宅で」と答えた人が54・6％ともっとも多いにもかかわらず、日本では81・2％の人が医療施設で亡くなっているのが現実です（166ページの図）。

2人に1人が自宅での安らかな最期を望んでいるにもかかわらず、その願いがかなえられずに医療施設で亡くなる人が多い理由はどこにあるのでしょうか。

そのきっかけとなったのが、国民皆保険制度です。拙著『自宅で安らかな最期を迎える方法』（WAVE出版　2013年）でも触れていますが、1961（昭和36）年4月に、すべての市区町村で新国民健康保険法が実施されて国民皆保険制度が発足しました。

当時、医療費の自己負担率は5割でしたが、その後3割負担になり、1973（昭和48）年には「老人医療費支給制度」が創設されて、70歳以上の方の医療費は無料になりま

最期を迎えたい場所について

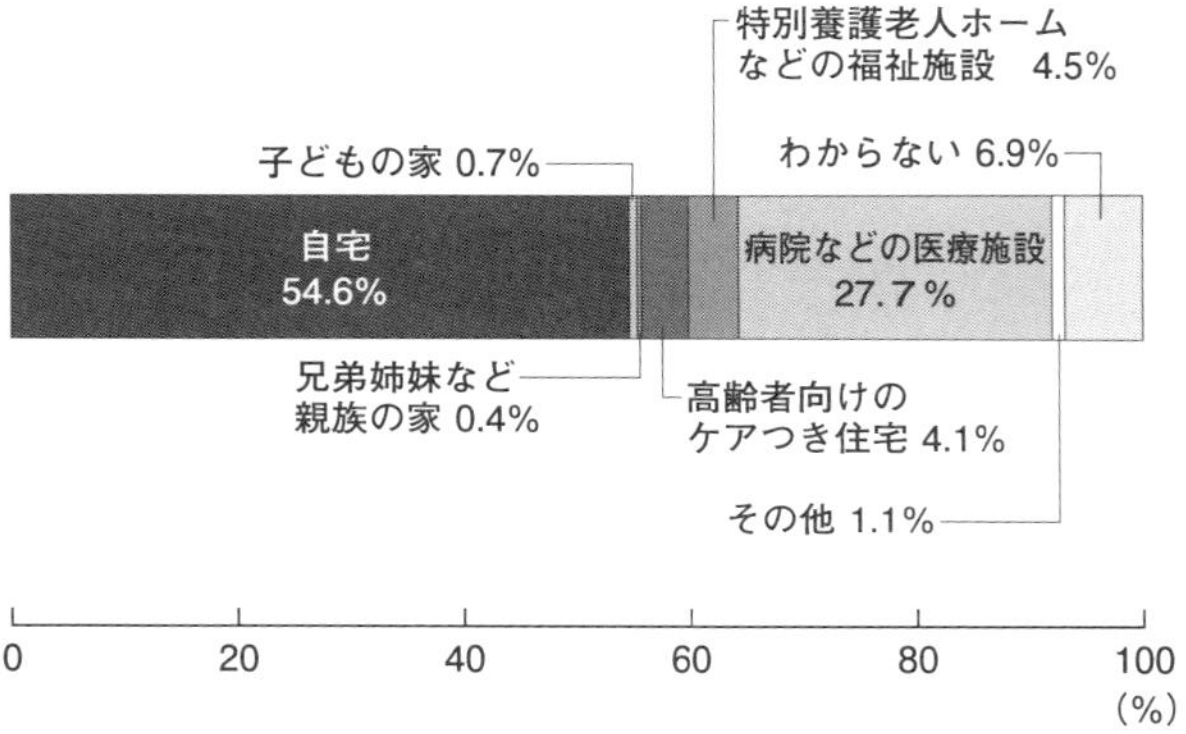

出典：『平成24［2012］年度　高齢者の健康に関する意識調査』内閣府

亡くなる場所の国別比較

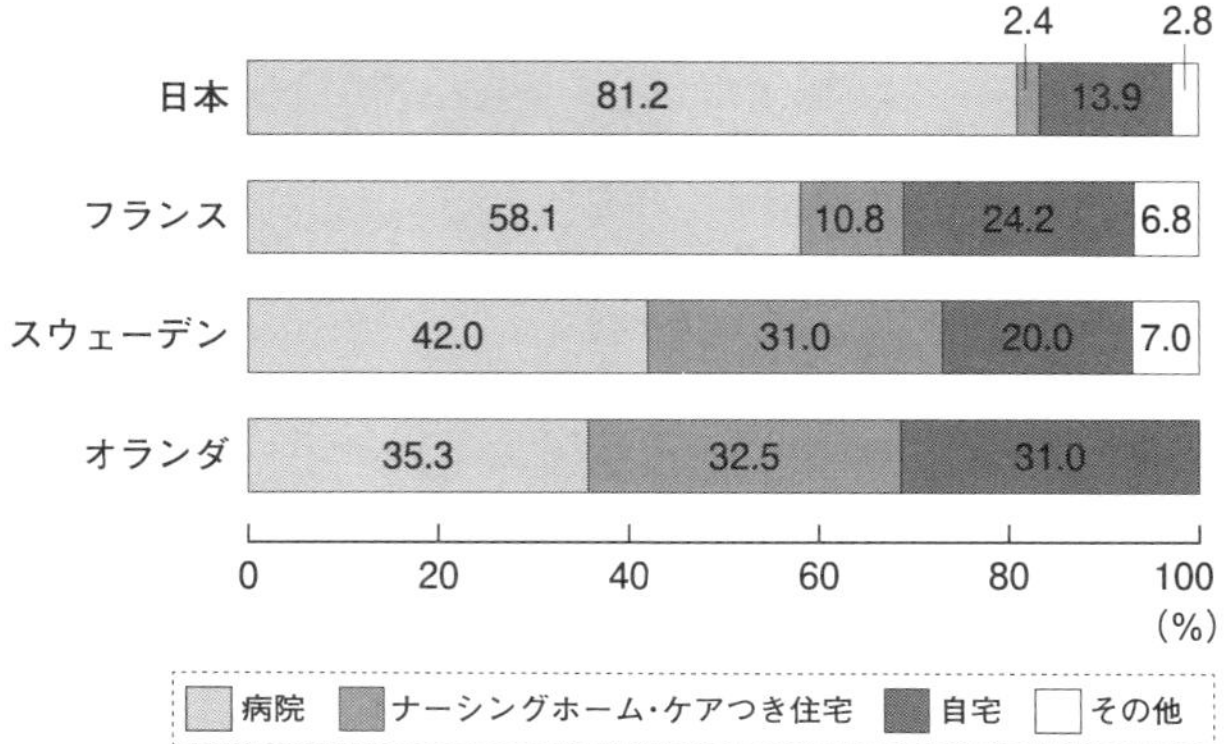

※他国との比較のため、日本のデータは2000年時点のものを使用

出典：『要介護高齢者の終末期における医療に関する研究報告書』医療経済研究機構

した（その後はまた、自己負担するようになりましたが）。

その結果、それほど重くない病気の高齢者でも、家族は「三食看護つき」の病院に気軽に入れてしまうようになったのです。そのために病院は高齢の入院患者で埋まり、治療しても治らない慢性病患者の在院日数が長くなって、そのまま病院で最期を迎えることにつながりました。

今から50年ほど前まで、自宅で最期を迎える人が8割、病院が2割でしたが、国民皆保険制度によって、その割合は逆転してしまったわけです。

国民皆保険制度によって、何でもかんでも病院頼みの時代が長く続いた結果、平成26（2014）年度の国民医療費（診療費、調剤費、入院時食事療養費、訪問看護療養費、健康保険などで支給される移送費など）は40兆8071億円にも達しています。

こうして膨れあがった国民医療費を削減し、医療費の適正化を名目に厚生労働省が打ちだしたのが「療養病床の再編」です。

病院の病床には、「一般病床」、「精神病床」、「感染症病床」、「結核病床」、「療養病床」の5種類がありますが、このうちの療養病床とは、「病院での医療の必要度は低いものの病状が不安定で退院の見込みがつきにくい慢性疾患の患者さんが、長期に療養するためのベッド」を指します。

介護保険が適用される「介護療養病床」と医療保険が適用される「医療療養病床」あわせて全国の医療施設に32万8406床があります（『医療施設動態調査［平成27〈2015〉年10月1日現在］』厚生労働省）。

再編計画では、このうちの介護療養病床すべてと、医療療養病床の一部を2017〈平成29〉年度末で廃止する方針を打ちだしています。廃止によって強制的に退院させられる多くの患者さんは、国が想定している住まいの機能を重視した新施設に移るのか、居住系サービスや老人保健施設に入居するのか、あるいは自宅に戻って医療・介護を受けるかのいずれかを選択することになります。

しかしこれが、医療や介護を受けたくても受けられない「医療難民」、「介護難民」といった新たな問題を引き起こしています。

在宅でどう看取るか

在宅での医療・介護を選択した場合、ご家族による自宅での看取りは、避けては通れないものとなります。

内閣府の調査にもあったように、2人に1人が自宅での最期を望んでいる現状には、できるだけ応えていかなければいけないでしょう。

患者さんのご家族から、「認知症を発症してから、だいたい何年ぐらいで看取りの段階になるのでしょうか」と聞かれることがあります。

同じく慢性疾患といっても、がんなどは、看取りの段階がいつごろ来るのか、ある程度予測できますが、認知症の場合はとてもむずかしいものがあります。

人によっても、認知症のタイプによっても違いますが、アルツハイマー型は約10年（短くて2年、長くて20年）、前頭側頭葉変性症（ピック病ほか）は2～8年、レビー小体型と脳血管性は約7年といわれています。

その間、容態が急変する場合もありますから、信頼できる地域の病院と連携して治療にあたり、快復したらまた自宅に戻るようにします。

そのためには、介護しているご家族の心のケアも大切です。心のケアといっても、特にむずかしいことをするわけではありません。笑顔で話をじっくり聞き、ときには褒め、ときには安心の言葉をかけるだけで表情が和んできます。

もちろん、在宅での看取りを望まない方、望んでもそれができない事情を抱えている方はたくさんいます。

介護疲れで患者さんを虐待したり、うつ状態になり自殺寸前にまで追いこまれているようなご家族に対してまで、在宅での看取りをすすめるわけではありません。

どこで最期を迎えたいかは、あくまでも本人やご家族の意思が最優先されるべきものです。もし、在宅での看取りを望むのであれば、いろいろな方法を共に考えましょうというのが、医師など医療を提供する側の役割です。

私が診てきた患者さんのなかで、病院から自宅に戻ったことで表情にも変化が見られ、症状がやわらいだ方も珍しくはありません。

認知症のケースではありませんが、筑波大学と神戸大学のチームががん患者を対象に行った研究調査によると、病院で最期を迎えた人より自宅で最期を迎えた人のほうが、余命が「2週間未満」と見込まれた人は4日長く、余命が「2カ月未満」と見込まれた人は7

日、生存期間が長かったと伝える新聞記事がありました（２０１６〔平成28〕年４月６日「朝日新聞」朝刊）。

断定はできませんが、退院して自宅に戻ると余命が短くなるのではないかという懸念は、在宅医療を充実させることによって解消されるかもしれません。

家族に対する看取りの指導が必要

在宅での看取りにあたって大切なのは、どういう生き方をしたいのか、どういう死に方をしたいのかについての、本人とご家族との間の意思の確認です。

２０１３（平成25）年に厚生労働省が行った『人生の最終段階における医療に関する意識調査』では、人生の最終段階においてどのような医療を受けたいか（受けたくないか）について、本人とご家族とで話しあったことのまったくない人は約56％、そのことを書面で意思表示することに賛成の人でも、実際に作成している人はわずか約３％にすぎませんでした。

私のこれまでの経験でも、本人とご家族双方の意思が明確でないことが多く、より深いところにまで入りこんでいかないと、医療やケアの方針をどう決めたらいいかの答えが見えてきません。

もし、本人の意思が直接確認できなければ、ご家族が推定します。それができない場合には、患者さんにとって何が最善かをご家族と十分話しあいます。それでもまだ判断できない場合やご家族がいない場合には、医療・ケアチームによる総合的な判断によって最善の治療方針をとるのが基本となります。

看取りは、ご家族が、患者さんの肉体的な死を確認するだけではありません。

「本人の意思を尊重することを前提に、身体的、精神的、社会的な苦しみをいろいろ抱えていたとしても、可能な限りそれらを緩和して、安らかに穏やかに最期を迎えられるように努める」

私はいつも、看取りについてこのような指導をしています。

在宅医療にも限界がある

在宅医療を10年以上続けてきて限界を感じるのは、やはりマンパワー（人的資源）の不足です。

現場でないとわかりえないような認知症の治験（治療試験による効き目）を、医療を提供する多職種の方々と共有する場合、頭ではなく実体験でわかっていてもらわないといけません。そういう人をどのようにトレーニングしていったらいいかは、頭を悩ますところです。

マンパワー不足解消のためには、

①認知症に関する正しい知識をもち、地域や職場で本人やご家族に対してできる範囲で手助けをする「認知症サポーター」の養成

②認知症の患者さんやそのご家族、医師などの専門家や地域住民が集い、交流し、情報交換をする「認知症カフェ」の増設

③市区町村や都道府県ごとに住まい・医療・介護・予防・生活支援が一体的に提供される「地域包括ケアシステム」が、それぞれ地域ごとに面として広くつながる

などが大きく貢献するでしょう。

私の造語ですが、ＩＴや環境技術などの先端技術を駆使して街全体が認知症に対応する

ような「認知症スマートシティ」がいずれ生まれることも期待したいところです。

在宅医療の専門医は、自前の検査機器をもちあわせているわけではなく、バッグ一つで患者さん一人ひとりに向きあっています。的確に診断を下すのがとてもむずかしいなかで、最近、誤診や薬の誤処方、過剰投与などがあれこれ取り沙汰《ざた》されています。医師としては最善を尽くしたつもりでも、患者さんのニーズに正確に対応できず、薬の処方も、教科書どおりにいかないほうが多いのが現実です。

そういうときは、「地域連携クリティカルパス（地域連携パス）」を活用して、かかりつけ医や在宅医療医と病院が連携して診断をお願いする場合もあります。

地域連携クリティカルパスとは、地域内でのさまざまな医療機関が連携し共有して行う、治療開始から看取りまでの全体的な治療計画のことで、「地域完結型」の医療を具体的に実現するために欠かせないものです。

私が拠点とする東京都大田区でも「認知症連携パス」を導入し、患者さんとご家族が「地域で守られている」という安心感が得られるように最善の医療を提供しています。

「病院との信頼関係を築いたうえで、私のほうでもきちんと診ますよ」といった関係を保ちながら、認知症の予防や治療にあたっていかなければいけないといつも考えています。認知症は、発症したらすぐに治療すれば治るというものではありません。ここが一番むずかしいところであり、現段階で限界と感じるところでもあります。

一人暮らしで認知症になったら

「認知症患者を地域で守る」観点から注目しなければいけない問題があります。それが、一人暮らしをしている高齢者の認知症対策です。

近年、一人暮らしの高齢者が著しく増えています。２０００（平成12）年には、65歳以上の高齢者人口に占める一人暮らしの男性の割合は８・０％、女性の割合は17・９％でしたが、２０１０（平成22）年には男性11・１％、女性20・３％になりました。２０２５年にはさらに増えて、それぞれ14・６％と22・６％になると推計されています（『平成26［２０１４］年版高齢社会白書』内閣府）。

一人暮らしの高齢者は、日常生活において将来に対するさまざまな不安を抱えています。もっとも多いのが「健康や病気のこと」で58・９％、次に「寝たきりや身体が不自由になり介護が必要な状態になること」が42・6％（複数回答）。続く「自然災害」の29・1％、「生活の収入のこと」の18・2％を大きく上回る結果は予想していたとおりで、それだけ多くの人が事の重大さを感じているように思えます（『平成26［2014］年度　一人暮らし高齢者に関する意識調査結果』内閣府）。

こうした結果に歩調を合わせるように、一人暮らしの高齢者が認知症を発症するケースが目立ちます。現在、私は約350人の認知症の患者さんを診ていますが、そのうちの約1割が一人暮らしで、在宅の方もいれば、施設に入っている方もいます。今後、その割合が増えていくのは間違いないでしょう。

そのうちの2人の患者さんの事例をご紹介しましょう。

ケース⑤　周りの人たちの総合力で、今は元気に　Tさん　85歳　女性

6年前のゴールデンウィークのころからもの忘れが多くなったTさん。遠くに身寄りはありましたがほとんどおつきあいはなく、一人暮らしをしていたために、3年間は地元の民生委員がずっと見回りを続けていました。昔からの親しいお友だちも、ずいぶん面倒を

みていたようです。

家事は何とかこなしていたのですが、銀行に行けなかったり、買いものでお金の支払いができなかったりしました。重症ではありませんでしたが、肝臓の持病もあり、民生委員から私に在宅で診て欲しいとの依頼がありました。

まずは認知症の検査をしてから、お友だち感覚で接し始め、月2回のペースでTさんのお宅を訪ねるようにしました。

私とチームを組んだケアマネジャーもずいぶんとがんばってくれて、薬もきちんと飲めるようになり、血圧をコントロールし、気をつけなければいけない骨折のリスクを減らす取り組みも行いました。やがて、デイサービスにも行けるようになって、入浴で身体をきれいに保ち、ひどい症状だった爪白癬《つめはくせん》（爪水虫。白癬菌というカビが爪のなかに感染して、爪が変形・変色したり分厚くなる病気）もすっかり治りました。

すると、2年前の夏ごろから、誰の目から見ても体調がめざましくよくなってきたのがわかりました。たまに熱が出ることがありましたが、そのときは私がすぐにうかがって緊急の対応をしました。特に一人暮らしの患者さんの場合は人任せにせず、マメに顔を出すようにしていますし、ケアマネジャーやデイサービスのスタッフとは、洩《も》れがないようにできるだけ緊密に連携を保つように心がけています。

周りの人たちの総合力で、在宅医療がとてもうまくいっているケースです。

ケース⑥ アパートの大家さんから診療の依頼が。わずか1カ月で、無事「卒業」

Kさん 79歳 女性

認知症の症状はそれほど進行していたわけではないKさんでしたが、ボーッとしていることが多く、糖尿病、高血圧症、パーキンソン病を併発していました。パーキンソン病は、放置すればレビー小体型認知症につながります。

そのために数多くの薬が処方されていましたが、自分ではどうしたらいいかわからず、きちんと飲めていませんでした。足取りがおぼつかなく、幾度となく転倒してケガをしていたのを心配して私に診て欲しいと、ある日依頼がありました。それは、Kさんが住むアパートの大家さんからでした。とてもきちんとしている方で、高齢で一人暮らしの店子のKさんを、常に気にかけていたようです。

そこでさっそく薬の整理に取りかかり、11種類から6種類にまで減らすなど早めの措置を取りました。大好きな演歌歌手の追っかけを、仲間ともう一度したいという本人の強い意欲もあり、みるみるうちにきちんと歩けるようになり、買いものにも行けるようになりました。

いつも思うのですが、好きなことのために外に出て人と交わるほうが、認知症の症状の改善には間違いなく役立ちます。デイサービスが好きか嫌いかでも、差があるように思えます。どちらかといえば男性はデイサービスが嫌いで家に閉じこもり、うつになりがちですが、行ったら行ったで元気になるものです。周りの人が説得して、そこまでもっていくのが大変なのです。

Kさんの場合は、わずか1カ月で日常生活に支障のない程度にまで症状が改善し、私のクリニックからは無事「卒業」しました。卒業にあたって、「たかせクリニックの在宅診療部を卒業しました」と書いた手づくりの賞状と花束をプレゼント。これまでに賞状を渡した患者さんはKさんを含めて計6人で、こんなことをするのは、日本広しといえども「たかせクリニック」ぐらいかもしれません。卒業後に症状が悪化した患者さんは、今まで1人もいません。
Kさんには、ときどき様子をうかがう電話をしますが、どの症状も安定しているようで、私が診る前のかかりつけのクリニックに通いながら、演歌歌手の追っかけを再開したと聞きました。

一人暮らしの人が認知症を発症して、日々の暮らしに支障をきたすようになったとき、近くに子や孫、兄弟姉妹などの親族がいれば、いろいろ面倒をみてもらえる可能性もあります。

しかし、親族がいなければ、介護保険施設や高齢者向け住宅への入居も考えなくてはなりません。介護療養型医療施設、サービスつき高齢者向け住宅、ケアハウスなど、施設によっては認知症の症状次第で受け入れを断られるケースもあります。

そのためにやむなく、自宅で一人暮らしを続けざるをえなくなり、火災や水漏れなどの事故、ご近所とのトラブル、財産管理ができなくなるために詐欺や悪質商法などの犯罪に巻きこまれるといったリスクはますます高まります。

一人暮らしの患者さんを孤立させないために

こうしたリスクを避けるには、一人暮らしの患者さんを決して孤立させてはいけません。医師、薬剤師、看護師、ケアマネジャーなど医療を提供する側のチーム・モニタリング（52ページ）によって、それぞれの役割の人が時間をずらすなどして常に見守っていく必要があります。

医療保険制度や介護保険制度などの法律や制度に基づいて、訪問介護（ホームヘルパー）、訪問看護、デイサービス、デイケアなど公的機関や専門職によって行われる「フォーマルサービス」に加えて、「インフォーマルサービス」も大きな力になります。

「インフォーマルサービス」とは、非営利団体（NPO）、ボランティア、民生委員だけでなく、家族、親族、友人、近隣の人などによるサービス（支援）のことで、有料か無料かは関係ありません。

前述のTさんやKさんを見守り、私に訪問診療を依頼してきた民生委員やアパートの大家さんのように、患者さんと互いに信頼できる関わりあいがもてるキーパーソンが身近にいるのはとても心強いものです。

一人暮らしの患者さんをどれだけ手助けできるか、深く関われるかが問われます。もし、どうしても手助けしづらいのであれば、一人暮らしをやめて施設に入っていただくしかありません。

私が診るようになった一人暮らしのある患者さんは、薬を飲まずに溜めこみ、具合が悪くなって入院したのですが、その病院から逃亡。3カ月後に見つけだして再入院をしてもらい、「軽費老人ホーム（ケアハウス。家族との同居が困難な高齢者が、食事や日常生活のサポートを低料金で受けられる施設）」を紹介したところ、今はそこでおだやかに暮らしています。そこにいたるまで、私たちのチームは、患者さんと話しあいを重ねました。住まいを替える不安を払拭するには、患者さんとの信頼関係を築いていなければできません。

住み慣れた家で暮らしたいという願いは生き方にも深く関わりますが、足腰が弱くなる、食事がうまくとれない、トイレの位置がわからない、お金の管理ができないとなれば、そのまま1人で家にとどめておいていいものなのか。そこは社会がきちんと関与して、強制はできませんが上手にナビゲーションをしていかなければいけないでしょう。

超高齢社会の先に、やがては「多死社会」が到来します。今後は、一人暮らしの認知症高齢者の問題をきちんと俎上《そじょう》に載せることが大事です。決して、きれいごとだけでは済まされません。

本人が元気なうちにできること

将来のこうした一人暮らしの不安に備えて、本人が元気な今のうちに、信頼できるキーパーソンを決めておくことも必要です。

できれば親族、親族がいなければ友人や知人や近隣の人、そうした人が見つからなければ、かかりつけ医やケアマネジャー、地域包括支援センター、社会福祉協議会、ボランティアセンターなど医療や介護の専門家に相談してみるのもいいでしょう。相談・支援に応じてくれる公的窓口を把握しておくのは、とても心強いことです（204ページ）。

認知症になったときにどのような介護を受けたいのか、どのような最期を迎えたいのか、財産・金銭の管理や処分はどうしたいのかといった意思をはっきり伝えられる人、重要な書類や印鑑などもどこに保管してあるかを伝えて、生活全般を安心して委ねられる人でなければいけません。

困難な事例が生じたときには、私がチームを組んでいる税理士や弁護士を紹介すること
もあります。

若年性認知症で、家賃も払えなくなってしまった一人暮らしのある患者さんがいました。環境を整えるために入院していただくのが先決でしたが、退院後の行き先がはっきりしないと病院も受け入れてくれません。入院費の問題もありましたが、本人は実印のある場所がわからないため、すべて税理士に手続きをお願いして入院先を決めました。通常は1カ月ぐらいかかる入院のための手続きを、1時間で済ませることができました。

こんな場合、「成年後見制度」を利用するのも一つの方法です。家庭裁判所に申し立てると成年後見人が選任され、判断能力が不十分になった人の財産管理や介護施設への入居手続きなどを代行してくれる制度です。

本人が元気なうちに、自分で信頼できる人を後見人として選ぶ「任意後見」と、本人の判断能力が不十分になってから配偶者や4親等以内の親族、市区町村長（65歳以上で身寄りのない高齢者の場合）が申し立て、判断能力の程度によって「後見・保佐・補助」に細分

化されている「法定後見」があります。

患者さんが亡くなると銀行口座が凍結されてしまうので、私たちのチームでも、財産の管理をはじめとして、介護サービスの利用契約や施設への入所契約を本人に代わって行う成年後見人を引き受ける場合もあります。

このように、一人暮らしの認知症高齢者への対応は、医師だけでできるものではありません。やはりチームをつくらないとむずかしい。地域が総合力で守っていくのが大切なのです。

在宅医療専門医の養成が急務

超高齢社会において医療と介護との情報連携の重要性が増すなかで、「Aging in Place（住み慣れた地域で、自分らしく老いることのできる地域づくり）」をテーマにした「柏プロジェクト」（千葉県柏市、東京大学高齢社会総合研究機構）が全国から注目を集めています。

在宅療養支援診療所として登録していても、かかりつけ医1人では、24時間患者さんに対応しなければいけない在宅医療にまで手が回りません。

そこで、柏プロジェクトではかかりつけ医が3〜5人のグループをつくり、そのなかで主に訪問診療ができる主治医と、主治医が訪問診療できないときに代わって担当する副主治医を決めてお互いが協力しあう「主治医副主治医制度」に取り組んでいます。

また、データベースを利用して多職種の協働チームがスマートフォンなどの端末から患者さんの情報にアクセスできる「情報データ共有システム」も構築。このプロジェクトでは、在宅医療に興味をもってもらうためのイベントや勉強会も開催しています。

在宅医療で1人の医師が抱える患者さんの数は限られます。私が担当する地域に隣接する地域を別の医師が担当するようにして、在宅医療がなされる地域の「面」を徐々に大きくしていかなければいけません。そのためにも資金やノウハウを教育に集中して、在宅医療専門医を1人でも多く養成するのが急務です。

患者さんの本当の情報を聞きだす

私は、昔から落語を聞くのが大好きです。1960年代のコメディー番組「てなもんや三度笠」で俳優の藤田まことを発掘したラジオ・テレビ演芸プロデューサーの澤田隆治さんとは、以前から親しくおつきあいをしています。澤田さんが会長をされている「笑いと健康学会」からお手伝いをして欲しいと頼まれて、学会の役員を仰せつかっています。内科医で落語家という本格的に二足のわらじを履いている立川らく朝さんは、この学会の理事です。

周りの人は私のことを、「相手の笑いをとるような話し方をしている」とよく言います。自分では特に意識していませんが、もしかしたら落語好きの影響があるのでしょう。生まれは神戸ですし、習い性というか、関西人のノリというか、漫才でのぼけ役のようなところがあるのかもしれません。

患者さんと直接向きあう者としては、親しみやすさは必要です。渋面をつくっていては近づきがたい印象を与え、患者さんの本当の情報はなかなか聞きだせません。私のほうから、身の上話もよくします。

「自己開示（セルフ・ディスクロージャー）」という心理技法があります。自らをさらけださないと、患者さんも自分のことは話してくれません。患者さんの〝I（私）〟と、医師としての〝I（私）〟をお互いが率直に出していかないと、〝We（私たち）〟という関係にはなりません。

また、医師であっても自らが専門とする病気にかかる場合もあります。患者さんとの関係を深めるという意味では、「患者体験」はとても大事な気がします。

私は臨床心理学者の国谷誠朗《くにやのぶあき》先生からは、「交流分析（TA：Transactional Analysis）」といわれる体系的な心理療法や、「神経言語プログラミング（NLP：Neuro Linguistic Programming）」といった精神分析的なリハビリテーション、患者さん個人とその家族に働きかけて家族関係を改善させる「家族療法（Family Therapy）」などいくつかの精神療法の手ほどきを受けました。

高齢者や子どもは、家庭においてある意味では弱者で、守らなければいけない人たちです。さまざまな精神療法の勉強は、今も役に立っています。

在宅医療空間の「見える化」

医師は、新しい患者さんのところに行って、病歴や現在の認知症を疑わせる症状を聞きだしますが、その後の経過は、そこに医師以外の人たちが入ってくるかこないかで、まったく違ってくることを実感しています。

訪問看護や訪問リハビリ、服薬指導の人たちの個性が、よいかたちで患者さんへの働きかけで発揮されると、その人たちに見せる姿と医師に見せる姿は明らかに違うものとなります。

病院や診療所などで白衣の医師や看護師さんに血圧を測ってもらうと、緊張して家で測るよりも高くなることを「白衣高血圧」といいます。それと同じように、患者さんは医師に対してはどうしても構えてしまいがちです。

それに対して、優秀な訪問看護師、訪問介護員（ホームヘルパー）、薬剤師、ケアマネジャーなど、チームのメンバーの対応がよく、上手に患者さんと向きあっている場合があります。また、男性、女性の違いもあります。医師としては、そのことも踏まえて総合的に判断して、治療の方向性を打ちだしていかなければなりません。

病院での医療はオーケストラの演奏、在宅医療はスタジオミュージシャンの演奏にたとえられます。病院ではそれぞれの役割がきちんと決まっていますが、在宅医療では患者さんによってスタッフの組み方や担う職務が違い、個人の能力に委ねられるところが大きくなります。オーケストラに比べて、スタジオミュージシャンのほうが患者さんに合った音楽が奏でられ、自由度がアップします。

いいメンバーと組めば、患者さんの症状はそれだけ早くよくなります。チームの構成なども含めて、認知機能を悪化させないために患者さんの容態だけでなく、生活全般を見えるかたちにしていくのが重要なわけです。これが、在宅医療空間の「見える化」ともいえるものです。

希望をもつことがすべてを救う

こうした医師をはじめとしたチームの役割は、何かにつけて、本人やご家族に希望と安心感をもっていただくことにあります。まったく希望がないまま、認知症の世界にズブズブと入ったままにしておくことは、どうしても避けなければいけません。

私が手ほどきを受けた「交流分析」、「神経言語プログラミング」、「家族療法」などの精神療法を行うときには必ず、「これをやっておくといいですよ」とポジティブな言い方をします。そうすれば、希望につながるからです。

ベッドの上でまったく動けず、自分で食事もできず、点滴されるだけで、「この方はもう絶対に動けませんよ」と病院からはネガティブな言い方をされ、家族も絶望していたある患者さんがいました。

しかし、私が在宅で診るようになり、薬の量を減らすなどの治療をし、希望がもてるようにいつも励ましていたら、その方は1カ月も経たないうちに自分でトイレに行けるようになり、今は自分の足で2階まで階段を上れるようになりました。

このように、絶望から救われた人を、私は現場で何人も見ています。

病院を非難しているわけでは決してありませんが、在宅医療の結果、そういう方がいるのは事実なのです。

やみくもに動いても、先に希望が見いだせなければ長続きはしません。少しでも希望があれば、人は誰でも動きだすものです。

そうして、患者さんの症状が改善されれば、家族全員の顔色も表情も変わります。私もうれしいし、チームのメンバーも張合いができ、さらに活動の質が上がっていきます。家族やスタッフをよい流れにのせるのが、臨床医という仕事の役割でもあるのです。

認知障害の改善や予防に効果があること

現役ボディビルダーで本山式筋トレを開発した本山輝幸《もとやまてるゆき》先生（総合能力研究所所長）や、アルツハイマー病を中心とした認知症疾患の基礎と臨床に携わる朝田隆先生（筑波大学名誉教授）は、「運動は、認知障害の改善や認知症の予防にある程度効果がある」とおっしゃっています。

例えば、認知症を発症している高齢者が、徘徊などで驚くほどの距離を移動できるのは、筋肉から脳に信号を送る感覚神経の機能が低下し、脳が筋肉の疲労を感じにくくなっているからといわれます。ですから、脳と筋肉がきちんとつながるように感覚神経の機能をアップさせるためには、負荷を強めにした筋トレ（運動）と認知課題を同時に行うことが効果的なわけです。

国立研究開発法人国立長寿医療研究センターでの研究で、軽度認知障害（ＭＣＩ）の患者さんに対して行った「コグニサイズ®」によって、認知機能の低下を抑制できることが明らかになっています。

コグニサイズ®（cognicise）とは、計算やしりとりなどの「認知課題（cognition）」とステップ運動やウォーキングなどの「運動（exercise）」とを組みあわせて行う取り組みをあらわす造語で、同センターが認知症の予防を目的として開発したものです。1回30分、週3回以上行うのが望ましいとされています。

私も、認知症の症状改善や予防に運動はいいという意見には賛成ですので、エビデンス（医学における臨床結果などの科学的な根拠）づくりのお手伝いをしています。

現場にいる臨床医の「皮膚感覚」は、とても大事な気がします。「患者さん本人がエビデンスです」と言えるわけで、あとはその人数がどれだけいるかです。たった1％でも、プラスの症例があるかないかは大違いです。

運動以外に、認知症の予防について触れておきましょう。

認知症を100％予防する方法はまだ確立していませんが、「認知症の発症リスクを下げる可能性がある」として各種機関などから公表されているものがあります。

一つは、食生活の改善です。

●魚を中心に、葉野菜やエゴマでとれる「DHA（ドコサヘキサエン酸）」や「EPA（エイコサペンタエン酸）」を摂取する。
●ポリフェノールを摂取する。
●大豆、大豆製品、海草類の摂取を増やす。
●豚肉や牛肉、油に含まれる「飽和脂肪酸」、マーガリンやショートニングに多く含まれる「トランス脂肪酸」は控える。
もう一つは、生活スタイルの改善です。
●家に閉じこもらないで、できるだけ人と交わったり、仲間と競う。
●好きなことを続けて頭を使い、手を動かす（読書、パズルや計算ドリルなどの脳トレを行う。ただし、長時間のめりこまないように注意する）。
●ストレスを溜めない
耳に入ってくるさまざまな情報が、信頼しうる公的な機関や大学などでの研究によるものかどうかを見極めたうえで、予防のためにいろいろトライしてみるのは悪いことではないかもしれません。

希望の名の下に好循環をつくる

精神科医の斎藤環先生は、引きこもりの治療、支援を専門にされていますが、そこで注目されているのが「オープン・ダイアローグ（開かれた対話）」です。主に統合失調症の急性期の患者さんを対象にした精神療法ですが、この方法は、認知症の対策にも役立っています。

治療にあたっては、薬物を使用したり入院したりするのではなく、患者さんとその家族、友人、知人、看護師などを交えた集団ミーティングを開き、体験した症状を語ることもタブーにしないで対等に意見を述べあい、症状の改善を図るものです。

必ずしも直線道路ではない、必ずしも近い道のりではないかもしれませんが、必ずその先には希望がある。希望という名の下に好循環（正のスパイラル）をつくっていけば、結果は必ず出るものと信じられるはずです。

もし、悪循環（負のスパイラル）があったら途中で断ち切るのも必要で、多剤併用など、悪循環を切っただけで症状が改善する場合もあります。

まるで何もなかったかのように、症状を無にすることはできなくても、悪循環を止めて現状維持、あるいは少しでも上向きにすることは期待できると信じましょう。

アウトローからメインストリームへ

人間的な成長とは何か――認知症はかなり奥深いところがあり、医師は患者さんのQOL（生活の質）だけでなくQOD（死の質）にまで関わっていますから、多くを学びます。本人やご家族に心理教育（52ページ）をしているつもりが逆にされてしまったりと、研修医の時代に比べて、私自身在宅医療を専門とするようになってから医師として成長したように感じます。

目の前に認知症で困っている本人やご家族がいるのに、手をこまねいているわけにはいきません。「認知症とは何ぞや」という研究論文をまとめるのではなくて、何かしらの対応をしなければいけない現場にいる強みは、在宅専門医にはあるかもしれません。

語弊があるかもしれませんが、「認知症はおもしろい！」。

多剤併用や残薬の問題にも直接切りこんでいけるのは在宅医療が中心の医師ならではです。

午前中は外来診療、午後は在宅医療を行う医師もいますが、日本の医療界では、在宅医療はまだまだアウトロー（例外的少数）であり、メインストリーム（主傾向）ではありません。

ただ、在宅医療は、時々刻々の変化を肌で感じられる時代のセンサーでもあり、考えようによってはとても魅力的です。

「在宅医療に欠かせないのは、フットワーク・ネットワーク・チームワークの３つのワーク」といつも言い続けていますが、薬剤師、看護師、ケアマネジャーなどの専門職が加わると、物事の見え方も違ってきますし、生活支援の視点が身体でわかってきます。患者さんが生活をしている場を訪ねなければ、生活支援の視点にはつながりません。

医師はこれまで、さまざまな研究や臨床試験によって証明された最新で最善の「科学的根拠」に基づいて意思決定をし、個々の患者さんへの診断や治療といった適切な医療提供につなげてきました。それが、「ＥＢＭ（evidence-based medicine：科学的根拠に基づく医療）」と呼ばれる手法で、１９９０年代のはじめにスイスの医師によって提唱されたもののです。科学的根拠の水準は、英国オックスフォード大学ＥＢＭセンターの分類に基づいて判定されてきました。

しかしながら、「ＥＢＭ」は医師にとっては第一に重要であっても、患者さんにとって第一に重要であったのだろうか。むしろ、この手法には、画一的な医療が提供されているというイメージが強くもたれていました。

もし、医学的に最善の医療であっても、それを患者さんが望まないのであれば行わないという、「患者さんにとっての最善」という価値を優先する必要があるのではないか。患者さん一人ひとりの個性や価値観を尊重し、画一的ではない多様な医療が選択できる医療価値の再評価が必要なのではないか。

こうした認識に基づいて、今世紀に入って新たに生まれたのが、「ＶＢＭ（value-based medicine：価値に基づく医療）」という手法です。

医師にとって第一に重要な「ＥＢＭ」と、それをさらに超えて、患者さんにとって第一に重要な「ＶＢＭ」に進化する――。

今まさに、こうしたパラダイム・チェンジ（ものの考え方、認識の枠組みの変化）が起こっています。

本書で述べてきた薬の見直しも在宅医療も、このパラダイム・チェンジのもとで推進されるようになっています。

在宅医療がアウトローからメインストリームに向かう時代が、今ようやく始まったという気がしています。

あとがき

認知症の予防や治療についての医学的な研究は、日々進められています。

それはそれで、とても重要なことですが、認知症になってしまった本人やそのご家族にとってもっとも知りたいのは、「なぜ認知症は発症するのか」といったメカニズムや原因より、「発症してしまった」という現実をどう受けとめ、今後どう対応していったらいいかの具体的な方法であることはいうまでもありません。

本書では、医師や薬剤師による「薬の最適化」と、在宅での患者さんを主役とする「ケアの最適化」をバランスよく行うことに加えて、ご家族の「マネジメント力」によって、認知症の症状が劇的に改善される可能性があることを述べてきました。

10年前に比べて、認知症に対する認識は、だいぶ深まってきたように思います。ジグソーパズルにたとえれば、足りないピースもまだまだありますが、在宅医療のシステムもそれなりに構築されつつあります。

私は、在宅医療を通じて、患者さんやご家族には、希望と安心をもち続けていただけるように努めています。私たち医療を提供する側は、もの怖《お》じせずにググッと患者さんとその家族の心のなかに入っていかないといけません。将来への不安や絶望によって諦めてしまったら、その段階で何もかもがストップしてしまうからです。

もしも、認知症発症のときが訪れてしまったら、誰にも遠慮することはありません。自分たちだけで背負いこまずに、医師をはじめ社会のさまざまな仕組みにどんどん頼ってください。心の重荷が少しでも取り除かれるのでしたら、医師 冥利《みょうり》に尽きます。

本書の出版にあたり、集英社新書編集部の金井田亜希さん、コーネルの小野博明さんに御礼を申しあげます。

２０１７年１月

髙瀬義昌

■若年性認知症コールセンター

64歳以下の若年性認知症について「知る、生活を支える、生きがいを見つける」などの役立つ情報を提供。専門教育を受けた相談員が、無料で電話相談に応じてくれる（フリーコール0800－100－2707）。http://y-ninchisyotel.net/

■レビー小体型認知症サポートネットワーク

日本で発見されたレビー小体型認知症の、患者さん本人、その介護家族、ケアスタッフ、医療関係者と一緒に病気やケアについて学び、支え合う組織。全国18のエリアごとに活動し、原則2カ月に1回交流会を開催して質疑を受け付け、顧問医や協力医が解決をサポートする。

http://www.dlbsn.org/

■ e-65.net（イーローゴ・ネット）

「認知症を知り、認知症と生きる」をテーマに、認知症の啓発や介護の悩みの相談などをホームページで展開。誰かの支援が必要なときには、認知症地域支援マップから全国の医療機関や地域包括支援センター（相談窓口）が検索できる。

http://www.e-65.net

◆

■医療法人社団 至高会 たかせクリニック

認知症の在宅医療の相談・問いあわせ・診療の申し込みは、電話のほかにホームページ内のフォーマットの利用も可能。

電話03－5732－2525（受付時間9:00〜17:00、日曜日を除く）

http://www.takase-cl.org/

〒146-0092　東京都大田区下丸子1－16－6－1F

東急多摩川線武蔵新田駅より徒歩4分

■公益社団法人 認知症の人と家族の会

認知症の本人やそのご家族、介護者、ボランティアなどが共に励ましあい助けあい、安心して暮らせる社会の実現を目指す全国最大の民間会員組織。全国の「もの忘れ外来」「認知症外来」も検索できる。無料の相談窓口フリーダイヤル 0120 - 294 - 456　http://www.alzheimer.or.jp/

■日本認知症学会

全国の認知症専門医、専門医がいる施設を検索できる。http://dementia.umin.jp/

■一般社団法人 認知症予防協会

認知症の専門医がいる認知症疾患医療センターの一覧は、ホームページ（http://www.ninchi-k.com/）から検索。

■公益財団法人 認知症予防財団

無料の電話相談「認知症１１０番」（フリーダイヤル 0120 - 654 - 874）を開設。http://www.mainichi.co.jp/ninchishou/

■認知症フォーラム.com

認知症になっても本人の意思が尊重され、自分らしく生きられる社会の実現のため、認知症の最新情報、専門家の解説などを配信。http://www.ninchisho-forum.com/

■特定非営利活動法人 若年認知症サポートセンター

64 歳以下の若年性認知症に関する知識・相談先・家族会の連絡先などの情報が得られる。

http://jn-support.com/support.html

〈巻末データ〉認知症、困ったときの相談・支援窓口

※掲載データは2016年12月現在

■地域包括支援センター（高齢者総合相談センター）

住み慣れた地域で暮らし続けられるように、保健師、社会福祉士、ケアマネジャーなどが中心になって高齢者の「総合相談」「介護予防」「サービスの連携・調整」などの地域密着型業務を行う。全国に4000箇所以上ある。市区町村の介護保険窓口に問いあわせを。相談は無料。

■都道府県・指定都市社会福祉協議会

福祉サービスの手続き代行や日常的な金銭管理、有料の家事支援、症状が悪化した場合の地域包括支援センターとの連携などを行う公的制度「日常生活自立支援事業」を実施している。都道府県社会福祉協議会の各連絡先は、社会福祉法人全国社会福祉協議会から検索。

http://www.shakyo.or.jp/links/kenshakyo.html

■公益社団法人 日本老年精神医学会

認知症分野の科学的研究の進歩・発展・普及を図る活動を行う。認知症専門医、指導医の育成や研究施設などの拡充にも取り組む。本会が認定する全国の専門医、認知症を診断できる病院や施設の検索が可能。

http://www.rounen.org/

■民生委員

地域住民の生活状態を適切に把握して、生活に関する相談・助言・援助・情報提供を行う身近な相談相手。担当地区の名簿は、地元の市区町村に問いあわせを。

髙瀬義昌（たかせ よしまさ）

一九五六年生まれ。医療法人社団至髙会たかせクリニック理事長。信州大学医学部卒業。東京医科大学大学院修了。医学博士。麻酔科、小児科研修を経て、二〇〇四年東京都大田区に在宅医療を中心とした「たかせクリニック」を開業。著書に『これで安心 はじめての認知症介護』『自宅で安らかな最期を迎える方法 本人も家族も満たされる在宅平穏死』『認知症、その薬をやめなさい』など。

集英社新書〇八六七I

認知症《にんちしょう》の家族《かぞく》を支《ささ》える ケアと薬《くすり》の「最適化《さいてきか》」が症状《しょうじょう》を改善《かいぜん》する

二〇一七年二月二二日 第一刷発行

著者……髙瀬義昌《たかせよしまさ》

発行者……茨木政彦

発行所……株式会社集英社

東京都千代田区一ツ橋二-五-一〇 郵便番号一〇一-八〇五〇

電話 〇三-三二三〇-六三九一（編集部）
〇三-三二三〇-六〇八〇（読者係）
〇三-三二三〇-六三九三（販売部）書店専用

装幀……原 研哉

印刷所……凸版印刷株式会社

製本所……加藤製本株式会社

定価はカバーに表示してあります。

ISBN 978-4-08-720867-2 C0247

Printed in Japan

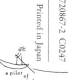

集英社新書　好評既刊

科学——G

臨機応答・変問自在	森　博嗣
農から環境を考える	原　剛
匂いのエロティシズム	鈴木　隆
生き物をめぐる4つの「なぜ」	長谷川眞理子
物理学と神	池内　了
全地球凍結	川上紳一
ゲノムが語る生命	中村桂子
いのちを守るドングリの森	宮脇　昭
安全と安心の科学	村上陽一郎
松井教授の東大駒場講義録	松井孝典
時間はどこで生まれるのか	橋元淳一郎
スーパーコンピューターを20万円で創る	伊藤智義
非線形科学	蔵本由紀
欲望する脳	茂木健一郎
大人の時間はなぜ短いのか	一川　誠
雌と雄のある世界	三井恵津子
ニッポンの恐竜	笹沢教一
化粧する脳	茂木健一郎
美人は得をするか 「顔」学入門	山口真美
電線一本で世界を救う	山下　博
量子論で宇宙がわかる	マーカス・チャウン
我関わる、ゆえに我あり	松井孝典
挑戦する脳	茂木健一郎
錯覚学――知覚の謎を解く	一川　誠
宇宙は無数にあるのか	佐藤勝彦
ニュートリノでわかる宇宙・素粒子の謎	鈴木厚人
顔を考える 生命形態学からアートまで	大塚信一
宇宙論と神	池内　了
非線形科学 同期する世界	蔵本由紀
宇宙を創る実験	村山斉・編
地震は必ず予測できる！	村井俊治
宇宙背景放射 「ビッグバン以前」の痕跡を探る	羽澄昌史
チョコレートはなぜ美味しいのか	上野　聡

医療・健康——I

希望のがん治療　斉藤道雄
医師がすすめるウオーキング　泉嗣彦
病院で死なないという選択　中山あゆみ
インフルエンザ危機《クライシス》　河岡義裕
心もからだも「冷え」が万病のもと　川嶋朗
知っておきたい認知症の基本　川畑信也
貧乏人は医者にかかるな！　医師不足が招く医療崩壊　永田宏
見習いドクター、患者に学ぶ　林大地
禁煙バトルロワイヤル　太田光　奥仲哲弥
専門医が語る　毛髪科学最前線　板見智
誰でもなる！　脳卒中のすべて　植田敏浩
新型インフルエンザ　本当の姿　河岡義裕
医師がすすめる男のダイエット　井上修二
肺が危ない！　生島壮一郎
ウツになりたいという病　植木理恵
腰痛はアタマで治す　伊藤和磨
介護不安は解消できる　金田由美子
話を聞かない医師　思いが言えない患者　磯部光章
発達障害の子どもを理解する　小西行郎
先端技術が応える！　中高年の目の悩み　横井則彦
災害と子どものこころ　清水將之　柳田邦男　井出浩　田中究
老化は治せる　後藤眞
名医が伝える漢方の知恵　丁宗鐵
ブルーライト　体内時計への脅威　坪田一男
子どもの夜ふかし　脳への脅威　三池輝久
腸が寿命を決める　澤田幸男　神矢丈児
日本は世界一の「医療被曝」大国　近藤誠
「間の悪さ」は治せる！　小林弘幸
すべての疲労は脳が原因　梶本修身
西洋医学が解明した「痛み」が治せる漢方　井齋偉矢
糖尿病は自分で治す！　福田正博
アルツハイマー病は治せる、予防できる　西道隆臣
すべての疲労は脳が原因2〈超実践編〉　梶本修身

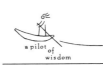